C. Keller

Pflegewissen Wunden

D1731057

Christine Keller

# Pflegewissen Wunden

2. Auflage

**Unter Mitarbeit von:** Agnetha Radatz, München

ELSEVIER

Elsevier GmbH, Hackerbrücke 6, 80335 München, Deutschland
Wir freuen uns über Ihr Feedback und Ihre Anregungen an books.cs.muc@elsevier.com

ISBN        978-3-437-25172-6
eISBN       978-3-437-06256-8

**Wichtiger Hinweis für den Benutzer**
Ärzte/Praktiker und Forscher müssen sich bei der Bewertung und Anwendung aller hier beschriebenen Informationen, Methoden, Wirkstoffe oder Experimente stets auf ihre eigenen Erfahrungen und Kenntnisse verlassen. Bedingt durch den schnellen Wissenszuwachs insbesondere in den medizinischen Wissenschaften sollte eine unabhängige Überprüfung von Diagnosen und Arzneimitteldosierungen erfolgen. Im größtmöglichen Umfang des Gesetzes wird von Elsevier, den Autoren, Redakteuren oder Beitragenden keinerlei Haftung in Bezug auf jegliche Verletzung und/oder Schäden an Personen oder Eigentum, im Rahmen von Produkthaftung, Fahrlässigkeit oder anderweitig, übernommen. Dies gilt gleichermaßen für jegliche Anwendung oder Bedienung der in diesem Werk aufgeführten Methoden, Produkte, Anweisungen oder Konzepte.

**Für die Vollständigkeit und Auswahl der aufgeführten Medikamente übernimmt der Verlag keine Gewähr.**
Geschützte Warennamen (Warenzeichen) werden in der Regel besonders kenntlich gemacht (®). Aus dem Fehlen eines solchen Hinweises kann jedoch nicht automatisch geschlossen werden, dass es sich um einen freien Warennamen handelt.

**Bibliografische Information der Deutschen Nationalbibliothek**
Die Deutsche Nationalbibliothek verzeichnet diese Publikation in der Deutschen Nationalbibliografie; detaillierte bibliografische Daten sind im Internet über www.dnb.de abrufbar.

23   24   25   26            6   5   4   3

Für Copyright in Bezug auf das verwendete Bildmaterial siehe Abbildungsnachweis

Um den Textfluss nicht zu stören, wurde bei Patienten und Berufsbezeichnungen die grammatikalisch maskuline Form gewählt. Selbstverständlich sind in diesen Fällen immer alle Geschlechter gemeint.

Planung: Julia Lux, München
Projektmanagement: Karin Kühnel, München
Redaktion: Brigitte Schlagintweit, Aichach
Satz: Thomson Digital, Noida/Indien
Druck und Bindung: RODONA Industria Gráfica, S.L. Spain
Umschlaggestaltung: SpieszDesign, Neu-Ulm
Titelzeichnung: Martha Kosthorst, Borken

Aktuelle Informationen finden Sie im Internet unter **www.elsevier.de**.

# Vorwort

*Keine Wunde ist wie die andere.*
Der Band „Wunden" aus der Reihe Pflegewissen bringt auch in der rundum aktualisierten 2. Auflage pflegerisches Know-how rund um Wunden auf den Punkt – kompakt, übersichtlich und verständlich.

Pflegewissen „Wunden" wendet sich an Pflegefachpersonen in Krankenhäusern, stationären Pflegeeinrichtungen und der ambulanten Pflege – mit oder ohne Fort- und Weiterbildung zum pflegerischen Fachexperten für Wunden. Es wendet sich auch an Pflegende ohne 3-jährige Ausbildung, die sich zum Thema Wunde informieren wollen. Sie alle profitieren von der übersichtlichen und kompakten Struktur.

Verschiedene Teile der Texte sind durch Kästen besonders hervorgehoben, damit Sie sich schnell orientieren können. Denn hier sind wichtige Informationen zu finden:

**Definition** erläutert knapp komplexe Begriffe.
**Achtung** nennt mögliche Gefahren.
**In der Praxis** hebt wichtige Zusammenhänge für das praktische Handeln hervor.
**Lese- und Surftipp** schlägt verlässliche, weiterführende Quellen und Literatur vor.

In den Kapiteln finden sich am Ende vieler Absätze Zahlen in eckigen Klammern, die auf das Literaturverzeichnis am Ende des Buchs verweisen.

Patienten mit Wunden, besonders mit chronischen Wunden, stellen nach wie vor eine große Herausforderung im pflegerischen Alltag dar. Da ist zum einen der Mensch mit einer Wunde, die ihm meist Schmerzen bereitet und weitere Einschränkungen nach sich zieht, und der darum hofft, dass die Wunde so schnell wie möglich heilt. Zum anderen ist da die Wunde mit äußerst komplexen Entstehungsursachen, deren vielschichtiger Wundheilungsprozess leicht gestört werden kann.

Kaum ein anderes Fachgebiet hat in den letzten Jahren so viel Aufmerksamkeit und Wissenszuwachs erfahren wie chronische Wunden und ihre Behandlung. Auch die auf dem Markt befindlichen Wundbehandlungsmittel sind kaum mehr überschaubar.

Pflegewissen „Wunden" will dieses umfangreiche Wissen anschaulich und kompakt darstellen: Wundarten und ihre Entstehung, Physiologie der Wundheilung und Störfaktoren, Kriterien einer rechtlich und fachlich einwandfreien Wunddokumentation, Wundbehandlungsmittel und ihre

Einsatzmöglichkeiten, wundphasengerechte Wundbehandlung, notwendige begleitende Maßnahmen bei den unterschiedlichen Wundarten. Die Themen Ernährung zur Unterstützung der Wundheilung, Rechtliches und Hygienisches und die Möglichkeiten der Fort- und Weiterbildung runden den Band Pflegewissen „Wunden" ab.

Zahlreiche Abbildungen von Wunden mit ausführlicher Beschreibung machen das Wissen konkret fassbar und unterstützen die Beurteilung von Wunden in der Praxis.

Pflegefachpersonen, die Menschen mit chronischen Wunden behandeln, brauchen auch Empathie für den Betroffenen. Geduld, wenn die Wundheilung nicht so schnell geschieht wie erhofft. Wissen gepaart mit Erfahrung und einem Schuss Intuition und Gefühl. Denn – keine Wunde ist wie die andere und vor allem chronische Wunden lassen sich nicht immer auf einen allgemeinen „Standard" bringen.

*Glonn, Juni 2020*
Christine Keller

# Abbildungsverzeichnis

Der Verweis auf die jeweilige Abbildungsquelle befindet sich bei allen Abbildungen im Werk am Ende des Legendentextes in eckigen Klammern. Alle nicht besonders gekennzeichneten Grafiken und Abbildungen © Elsevier GmbH, München.

**E1032**      Coughlin, M. J. / Mann, R. A. / Saltzman, C. L.: Surgery of the Foot and Ankle. Elsevier / Mosby, 9. Aufl. 2014.

**E382-002**   Coughlin M. J. / Mann R. A. / Saltzman C. L.: Surgery of the Foot and Ankle. Elsevier / Mosby, 8. Aufl. 2007.

**E434-004**   Bolognia J, Jorizzo J, Rapini R. Dermatology. 4. A. St. Louis: Elsevier Mosby, 2018.

**E511**       Wein, Kavoussi, Novick et al.: Campbell-Walsh Urology, 9th edition, Saunders, 2006.

**E816**       Schachner / Hansen: Pediatric Dermatology, Elsevier Mosby, 2011.

**E896**       Thobaben / Hogan: Fundamentals of Nursing- Caring and Clinical Judgment, 2007.

**F451**       Röthel, H., Verbandstoffsysteme für die feuchte Wundbehandlung, HARTMANN WundForum, 2 / 1996, S. 29, PAUL HARTMANN AG, Heidenheim.

**F453**       Brychta, P., Die Verbrennungswunde- Pathophysiologie und Therapieprinzipien, HARTMANN WundForum, 3 / 1995, S. 20, PAUL HARTMANN AG, Heidenheim.

**G852**       Swartz, M., H.: Textbook of Physical Diagnosis: History and Examination, 8th Ed., Elsevier, 2020.

**K115**       Andreas Walle, Hamburg.

**K183**       Eckhart Weimer, Würselen.

**L138**       Martha Kosthorst, Borken.

**L190**       Gerda Raichle, Ulm.

**M845**       Christine Keller, Glonn.

**O623**       Albert Ackermann, Köln.

**O688**       Agnetha Radatz, München.

**V220**       Paul Hartmann AG, Heidenheim.

**V330**       Smith & Nephew GmbH, Wound Management.

**V492**       abavo GmbH, Buchloe.

# Inhaltsverzeichnis

# 1 Definition und Einteilung von Wunden

## 1.1 Definition einer Wunde

_____ Definition _____

**Wunde**: Durchtrennung verschiedener Gewebeschichten infolge innerer und äußerer Ursachen. Dabei können neben den Hautschichten (Epidermis, Dermis und Subkutis; ▶ Abb. 1.1) auch tiefer gelegene Strukturen wie Bänder, Sehnen oder Knochen betroffen sein. Es kann zu einem mehr oder minder ausgeprägten Gewebeverlust mit Funktionseinschränkungen kommen.

Das Ausmaß einer **Wunde** zeigt sich am Grad der Zerstörung der Epidermis und dem Offenliegen der Dermis. Streng genommen ist eine ausschließliche Beschädigung der Epidermis (z. B. Schürfwunde) keine „richtige" Wunde, da die darunter liegende Dermis noch ernährt wird und die Integrität ins Körperinnere gewahrt ist. [1]

Verletzungen und Krankheitssituationen, die zur Entstehung einer Wunde führen, stellen für den Patienten immer eine Ausnahmesituation, da sie meist mit Schmerzen, Bewegungseinschränkungen, Therapienotwendigkeiten und einem mehr oder weniger großen Blutverlust einhergehen.

## 1.2 Einteilung nach der Entstehung

Wunden können nach ihrer **Entstehung** unterschieden werden. Sie entstehen im Rahmen einer Verletzung (traumatisch bedingte Wunden) oder als Folge bzw. Komplikation einer Erkrankung (nicht traumatisch bedingte Wunden).

### 1.2.1 Traumatisch bedingte Wunden

#### Mechanisch bedingte Wunden

_____ Definition _____

**Mechanisch bedingte Wunde:** Durch eine äußere Gewalteinwirkung, z. B. durch Druck, Schlag oder Stich, entstandene Wunde.

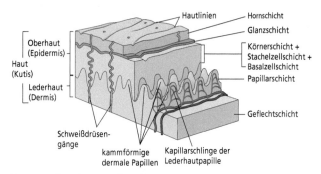

Abb. 1.1 Aufbau der Haut. [L190]

Sie lassen sich weiter unterscheiden in [2]:
- **Platzwunde.** Durch starken Druck oder einen Schlag bedingtes Aufplatzen der Haut. Meist oberflächliche Wunde mit ausgerissenen Wundrändern und Prellung des Nachbargewebes.
- **Schnittwunde.** Durch ein scharfes Instrument entstandene Wunde mit glatten Wundrändern und unterschiedlicher Länge und Tiefe.
- **Quetschwunde.** Wundentstehung ähnlich der Platzwunde. Meist kommt es zur Zerstörung tieferer Gewebeschichten und zur Bildung von Wundtaschen und gequetschten Wundrändern.
- **Risswunde.** Durch scharfe bzw. spitze Gegenstände (z. B. Nägel, Stacheldraht) bedingte Wunde mit unregelmäßigen, zerfetzten Wundrändern, die Haut ist zerrissen nicht zerschnitten.
- **Stichwunde.** Durch spitze Instrumente (z. B. Messer) entstandene Wunde, die oft äußerlich unauffällig aussieht, allerdings kann der Stichkanal sehr tief sein und innere Organe und Strukturen verletzt haben. Ein Insektenstich ist eine Sonderform der Stichverletzung.
- **Ablederungswunde** (*Décollement*). Durch Scherkräfte hervorgerufene, meist großflächige Wunde, bei der oberflächliche Hautschichten von tieferen Hautschichten oder der Subkutis abgelöst wurden. Eine Sonderform ist die Skalpierungsverletzung, bei der es zu einer Ablederung der Kopfhaut vom Schädelknochen kommt.
- **Schürfwunde.** Oberflächliche Wunde mit Zerstörung nur der oberen Hautschicht (*Epidermis*) bis zur Lederhaut (*Korium*). Die Integrität ins Körperinnere ist noch gewahrt. Durch die Verletzung von Hautgefäßen kommt es zu leichten Blutungen.
- **Kratzwunde.** Durch Tierkrallen oder Fingernägel verursachte oberflächliche Risswunden.
- **Schusswunde.** Durch ein Projektil bzw. eine Kugel entstehen oft in der Tiefe erhebliche Verletzungen, während die sichtbare Wunde klein und unauffällig ist. Schusswunden lassen sich in *Streifschüsse* (Kugel streift den Körper, es entsteht eine rinnenartige Wunde),

*Steckschüsse* (Kugel verbleibt im Körper) und *Durchschüsse* (es gibt eine Ein- und eine Austrittswunde, die Austrittsöffnung ist meist erheblich größer) unterscheiden.

- **Pfählungsverletzung.** Durch Einstoßen pfahlartiger Gegenstände (z. B. eines Astes) verursachte Wunde. Meist sehr tiefe Wunde mit erheblichen Gewebe- und Gefäßverletzungen. Da oft nicht absehbar ist, ob ein Blutgefäß verletzt wurde, gilt die Empfehlung, den Gegenstand nicht zu entfernen und den Patienten so ins Krankenhaus zu bringen.
- **Bisswunde.** Durch Tier- oder Menschenbisse entstandene Wunde mit unregelmäßigen, zerfetzten Wundrändern und starker Gewebequetschung um den und unter dem Biss.

Die meisten mechanisch bedingten Wunden stellen eine Infektionsgefahr für den Betroffenen dar, da sie mit einer Verschmutzung und Besiedelung von Mikroorganismen einhergehen.

Die vom Arzt gesetzte **Operations- oder Punktionswunde** ist ebenfalls eine mechanische Wunde, die aber unter sterilen Bedingungen entstanden ist.

## Thermisch bedingte Wunden

_____ Definition _____

**Thermisch bedingte Wunde:** Durch die Einwirkung extremer Temperaturen entstandene Wunde.

Es lassen sich verschiedene Arten von thermischen Wunden unterscheiden.

## Verbrennungen

_____ Definition _____

**Verbrennung:** Durch heiße Flüssigkeiten *(Verbrühung),* heiße Dämpfe oder Gase, den Kontakt mit heißen Gegenständen, durch Feuer oder starke Sonneneinstrahlung *(Sonnenbrand),* durch massive Reibung und bei Stromunfällen entstandene Wunde.

Eine **Verbrennungswunde** wird anhand der betroffenen Fläche und der Tiefenausdehnung beschrieben.

### Flächenausdehnung

Zur Abschätzung der **verbrannten Körperoberfläche** *(VKOF)* hat sich bei Erwachsenen die sog. Neuner-Regel (▶ Tab. 1.1) bewährt. Bei kleineren oder fleckigen Verbrennungen kann auch die Größe der Handfläche (inkl. Finger) des Betroffenen (entspricht 1 % der Körperoberfläche) herangezogen werden. Bei Kindern und Säuglingen gelten andere Flächenbestimmungen (▶ Tab. 1.1). [3]

**Tab. 1.1** Neuner-Regel nach Wallace zur Bestimmung der VKOF beim Erwachsenen und die Flächenbestimmung beim Kind oder Säugling. Eine Verbrennung 1. Grades *(Erythem)* wird nicht zur VKOF gerechnet. [3]

| Körperteil | Erwachsener | Kind | Säugling |
|---|---|---|---|
| Kopf / Hals | 9 % | 16 % | 20 % |
| Rumpf (vorne und hinten) | 2 × 18 % | 2 × 16 % | 2 × 15 % |
| Arme | 2 × 9 % | 2 × 9 % | 2 × 10 % |
| Beine | 2 × 18 % | 2 × 17 % | 2 × 15 % |
| Genitalien | 1 % | 0 % | 0 % |

## Tiefenausdehnung (▶ Abb. 1.1)

- **Grad 1.** Lokale Schwellung und Rötung *(Erythem)*, starke Schmerzen (wie schwerer Sonnenbrand). Die Schädigung ist auf die Epidermis beschränkt. Die Haut schuppt sich später, es bleiben keine Narben.
- **Grad 2a.** Blasenbildung und starke Schmerzen. Die oberflächliche Dermis ist betroffen. Der Wundgrund ist rosig und die Kapillaren sind durchblutet, die Haare sind fest verankert.
- **Grad 2b.** Blasenbildung und reduzierter Schmerz. Die tiefe Dermis ist betroffen. Der Wundgrund ist blasser und nicht / schwach durchblutet, die Haare lassen sich leicht entfernen (▶ Abb. 1.2).
- **Grad 3.** Trockener, weißer, lederartiger Wundgrund und keine Schmerzen durch komplette Zerstörung der Dermis, keine Haare mehr vorhanden.
- **Grad 4.** Verkohlung. Verbrennung von Subkutis, Knochen, Muskeln und Sehnen. [3]

## Kälteschäden

### Definition

**Kälteschaden:** Durch lokale oder systemische Kälteeinwirkung entstanden. Er wird in *Erfrierung* und *Unterkühlung* unterschieden.

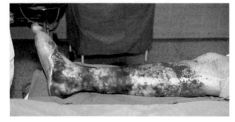

**Abb. 1.2 Verbrennungswunde.** Großflächige Verbrennung Grad 2b und 3 am rechten Fuß und Unterschenkel. [V220]

## Erfrierung

Eine **Erfrierung** ist eine lokale, meist auf die Haut beschränkte Gewebeschädigung durch Kälte. Erfrierungen treten besonders schnell an Ohrläppchen, Fingern und Zehen auf. Die Prognose einer Erfrierung ist von der **Tiefenausdehnung** (▶ Abb. 1.1) abhängig:

- **Grad 1.** Schädigung der Epidermis. Zunächst weiße Verfärbung des kältegeschädigten Körperteils, später dann blau-rote Verfärbung durch einsetzende Hyperämisierung *(verstärkte Durchblutung)*, stärkste Schmerzen. Die Haut löst sich nach 7–10 Tagen ab und heilt aber folgenlos ab.
- **Grad 2.** Schädigung der oberflächlichen Dermis. Blasenbildung und starke Schwellung (Frostbeulen) nach dem Auftauen, nach wie vor Schmerzen, Bewegungseinschränkung. Die Haut heilt innerhalb von 3–4 Wochen folgenlos ab.
- **Grad 3.** Schädigung der Dermis und Subkutis. Bildung von hämorrhagischen Blasen nach dem Auftauen, Bewegungseinschränkung. Die Haut löst sich langsam ab, es können dauerhafte Gewebeschäden bleiben, ebenso eine anhaltende Kälteempfindlichkeit.
- **Grad 4.** Schädigung der Dermis und allen darunter liegenden Strukturen mit Nekrosenbildung, keine Schmerzen. Das Vollbild des Schadens entwickelt sich über mehrere Wochen und führt zum „Abstreifen" des geschädigten Gewebes und zur Autoamputation. Dauerhafter anatomischer und funktioneller Schaden (▶ Abb. 1.3). [4]

## Unterkühlung

Bei einer **Unterkühlung** *(Hypothermie)* sinkt die Körpertemperatur unter 35 °C ab. Sie bedingt keine Wunde, kann aber in Verbindung mit Erfrierungen auftreten.

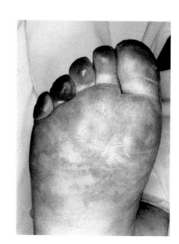

Abb. 1.3 **Erfrierung des rechten Fußes.** Die Zehen und der Vorfuß sind irreversibel geschädigt. [V220]

## Elektrothermisch bedingte Wunden

1

──────────────── **Definition** ────────────────

**Elektrothermisch bedingte Wunde:** Als Folge eines Stromunfalls entstandene Wunde. Insbesondere an den Ein- und Austrittsstellen des Stroms kommt es zur Hitzeentwicklung und zu entsprechender Verbrennungswunde, sog. Strommarke.

In der Regel steht zunächst die Behandlung der direkten Auswirkungen des Stroms auf den Organismus im Vordergrund: Muskelverspannungen, Herzrhythmusstörungen bis hin zum Herzstillstand, Atemstillstand und Koma.

## Chemisch bedingte Wunden

──────────────── Definition ────────────────

**Chemisch bedingte Wunde:** Durch Säuren oder Laugen entstandene Wunde auf Haut und Schleimhäuten. Sie wird auch *Verätzung* genannt. Die Schädigung ist abhängig von der Art und Konzentration des Stoffes und von der Menge und Dauer der Einwirkung.

Die **Symptome** ähneln der Verbrennung: Rötung, Schwellung, Schmerzen, Zerstörung von Epidermis, Dermis und ggf. tieferen Gewebestrukturen (▶ Abb. 1.4). Besonders gefährlich sind Verätzungen im Bereich der Augen, die oft innerhalb kürzester Zeit zur Erblindung führen können.

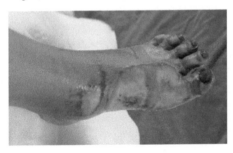

**Abb. 1.4 Chemisch bedingte Wunde.** Verätzung durch eine Säure am linken Fuß. [E382-002]

## Durch Strahlung bedingte Wunden

──────────────── Definition ────────────────

**Durch Strahlung bedingte Wunde / aktinische Wunde:** Durch ionisierende Strahlung (z. B. Röntgenstrahlung, radioaktive Strahlung) entstandene Wunde. Die Strahlung verändert die DNA der Zellen, führt zu deren dauerhafter Veränderung und im schlimmsten Fall zum Zelltod. Strahlenschäden sind v. a. als Folge einer Bestrahlung im Rahmen der Tumortherapie möglich. Es kommt nicht nur an der Haut und den Schleimhäuten zu Strahlenschäden, sondern auch an inneren Organen, die im Bestrahlungsfeld liegen.

Die Art der Strahlen und die Strahlendosis können zu unterschiedlichen Gewebereaktionen führen, mit einer Latenzzeit von vielen Jahren. **Strahlungsbedingte (aktinische) Wunden** erinnern äußerlich an Verbrennungen:

- **Grad 1.** Früherythem. Schwache Rötung, trockene Abschuppung, lokaler Haarausfall, verringertes Schwitzen. Die Symptome sind voll reversibel.
- **Grad 2.** *Dermatitis erythematodes.* Ausgeprägte Rötung und moderates Ödem, Haarausfall, ggf. Juckreiz. Später feucht-schuppende Ablösung der Haut. Die Symptome sind in der Regel reversibel.
- **Grad 3.** *Dermatitis bullosa.* Ausgeprägte Blasenbildung, Ödem wie bei Verbrennung Grad 2. Haare, Schweiß- und Talgdrüsen sind irreversibel geschädigt (▶ Abb. 1.5).
- **Grad 4.** *Dermatitis gangränosum.* Ulzerationen, Blutung, Nekrose. Schwerheilende Strahlenwunde mit Gefahr der malignen Entartung.

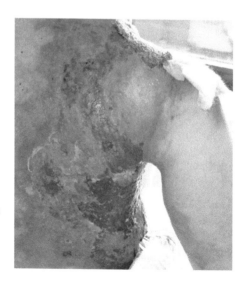

Abb. 1.5 **Aktinische Wunde.** Großflächiger Bestrahlungsschaden Grad 3 der rechten Schulter und des Rückens, entstanden im Rahmen einer Bestrahlung bei Brustkrebs. [M845]

## 1.2.2 Nicht traumatisch bedingte Wunden

──────────────── Definition ────────────────

**Nicht traumatisch bedingte Wunde:** Wunde, die nicht durch ein Trauma entstanden ist. Sie ist vielmehr die Komplikation einer Krankheitssituation bzw. das letzte Stadium einer Erkrankung.

Eine Vielzahl von Wunden, die täglich in der Pflege behandelt werden, sind nicht traumatisch bedingt.

### Dekubitus

──────────────── Definition ────────────────

„Ein **Dekubitus** ist eine lokal begrenzte Schädigung der Haut und / oder des darunter liegenden Gewebes, typischerweise über knöchernen Vorsprüngen, infolge von Druck oder von Druck in Kombination mit Scherkräften (…).“ [5]

Die Entstehung eines **Dekubitus** wird durch verschiedene individuelle Faktoren begünstigt, vor allen durch Immobilität. Entscheidend für die Entstehung eines Dekubitus ist die Dauer der Druckeinwirkung auf eine bestimmte Stelle.
Wie lange eine Druckeinwirkung vom Gewebe toleriert wird, ist abhängig von:

- Der **Höhe des Drucks.** Ein sehr hoher Druck kann schon nach 30 Min. einen Dekubitus verursachen, während niedrigere Drücke oft über mehrere Std. toleriert werden.
- Der **Art des Gewebes.** Muskelgewebe ist z. B. druckempfindlicher als Fettgewebe.
- **Individuellen weiteren Faktoren,** z. B. Sensibilitätsstörung, arterielle Durchblutungsstörung, reduzierter Allgemein- und Ernährungszustand, Diabetes mellitus.

Ein Dekubitus entwickelt sich nicht von oben nach unten, es gibt kein Fortschreiten. D. h. es kann in der Tiefe an der Muskulatur schon ein Druckschaden entstanden sein, auch wenn die Epidermis (noch) intakt ist (▶ Abb. 1.1). Ein solch tiefer Gewebeschaden muss nicht zwangsläufig zu einem offenen Dekubitus werden.
Aus einem Dekubitus Kategorie 4 wird auch nicht eine Kategorie 3, 2 oder 1, er heilt gemäß den Wundheilungsphasen (▶ 2.1).

## Entstehung eines Dekubitus

**Druck** in Verbindung mit **Zeit** behindert die arterielle und venöse Blutzirkulation im Gewebe. Es kommt zu einem Sauerstoff- und Nährstoffmangel *(Ischämie)* und zu einem venösen Rückstau mit einer Ansammlung von Schlackenstoffen, die eine metabolische Azidose im Gewebe bedingen. Durch die Übersäuerung des Gewebes werden die Kapillaren geschädigt. In der Folge tritt vermehrt Wasser aus den Kapillaren ins Gewebe aus, was an einer Ödem- bzw. Blasenbildung erkennbar ist. Die Versorgung des Gewebes mit Sauerstoff und Nährstoffen verschlechtert sich dadurch weiter. Die durch Druck und Ödembildung gequetschten Kapillaren erkennt man an einer Rötung, die nicht mehr wegdrückbar ist: Ein Dekubitus ist entstanden.

Reibung und Scherkräfte gehören ebenfalls zu den dekubitusauslösenden Faktoren. Unter **Scherkräften** bzw. **Scherung** wird die Verschiebung von Dermis und Subkutis (▶ Abb. 1.1) gegeneinander verstanden. Sie entstehen durch Kräfte, die nicht senkrecht, sondern mehr oder weniger tangential *(parallel)* auf eine Körperregion einwirken. Scherkräfte entstehen beim Umdrehen, Ziehen und Lagern des Patienten. Die Scherung bewirkt eine Verdrillung der Blutgefäße und unterbricht damit ebenfalls die Blutzirkulation.

**Reibung** ist eine Kraft, der der relativen Bewegung von zwei Objekten – hier: Haut und Kleidung bzw. Laken – widersteht. Sie entsteht z. B. durch das Herunterrutschen im Bett oder das Ziehen des Patienten über die Matratze. Reibung ist keine direkte Dekubitusursache, ist aber an der an der Entstehung von Scherbeanspruchungen mit beteiligt.

## Stadieneinteilung eines Dekubitus

Der *Expertenstandard* Dekubitusprophylaxe in der Pflege, 2017, verwendet zur Stadieneinteilung die **Dekubitusklassifikation nach EPUAP.**

### Dekubituskategorien nach EPUAP

Das **European Pressure Ulcer Advisory Panel** *(EPUAP)* ist ein europäischer Zusammenschluss von Experten, die sich mit der Erforschung des Dekubitus beschäftigen. Danach werden Dekubitalulzera folgendermaßen klassifiziert (▶ Abb. 1.6): [5]

- **Kategorie 1.** Intakte Haut mit nicht wegdrückbarerer Rötung **(positiver Fingertest).** Bei dunkel pigmentierter Haut können Schmerzen, Verhärtung oder Temperaturveränderungen auf Kategorie 1 hindeuten.
- **Kategorie 2.** Teilzerstörung der Haut bis in die Dermis. Sichtbar als flaches, offenes Ulkus mit rot / rosafarbenen Wundbett oder als intakte oder offene / rupturierte Blase.

―――――――― **In der Praxis** ――――――――

Eine livide, bläulich-violette Verfärbung des Wundgrunds weist auf eine tiefere Gewebeschädigung hin.

Diese Kategorie darf nicht für pflasterbedingte Hautschäden, Dermatitis verschiedenster Ursachen, inkontinenzassoziierte Dermatitis *(IAD,* ▶ Abb. 1.10) oder Mazeration verwendet werden.

**1**

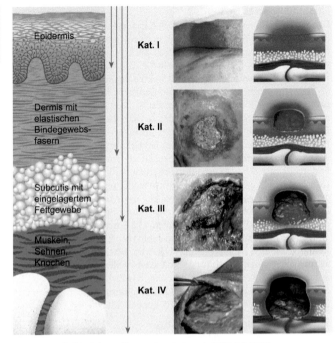

Abb. 1.6 Dekubitalulzera Kategorien 1–4 nach EPUAP. [V220]

- **Kategorie 3.** Verlust aller Hautschichten. Subkutanes Fettgewebe kann sichtbar sein, Knochen, Muskel oder Sehnen sind aber nicht sichtbar / tastbar. Beläge können vorhanden sein, dürfen aber nicht die Tiefe verdecken. Taschenbildung und Unterminierungen sind möglich. Die Tiefe kann sehr unterschiedlich sein, am Hinterkopf oder Ohr nur 1–2 mm, in adipösen Bereichen dagegen leicht 1–2 cm (▶ Abb. 1.7).
- **Kategorie 4.** Vollständiger Gewebeverlust mit freiliegenden Knochen, Muskeln und Sehnen. Beläge können vorhanden sein, ebenso Taschenbildung und Unterminierungen. Die Tiefe kann, je nach Lokalisation, sehr unterschiedlich sein.
- **Keiner Kategorie zuordenbar. Tiefe unbekannt.** Vollständiger Gewebeverlust, der Wundgrund hat Nekrosen, Beläge, Schorf. Bis diese entfernt sind, kann die wirkliche Tiefe nicht festgestellt werden (▶ Abb. 1.8).
- **Vermutete tiefe Gewebeschädigung. Tiefe unbekannt.** Livide oder rötlichbrauner Bereich bei intakter Epidermis oder blutgefüllte Blase aufgrund einer Schädigung des darunterliegenden Gewebes. Die Tiefe der Schädigung kann nicht festgestellt werden (▶ Abb. 1.9).

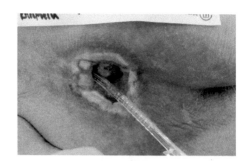

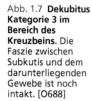

Abb. 1.7 **Dekubitus Kategorie 3 im Bereich des Kreuzbeins.** Die Faszie zwischen Subkutis und dem darunterliegenden Gewebe ist noch intakt. [O688]

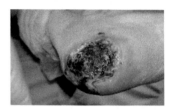

Abb. 1.8 **Dekubitus an der Ferse.** Die Wunde ist nekrotisch belegt, deshalb kann die Wundtiefe nicht beurteilt bzw. klassifiziert werden. Die Wundumgebung ist großflächig gerötet, was auf eine fortgeschrittene Entzündung hindeutet. [M845]

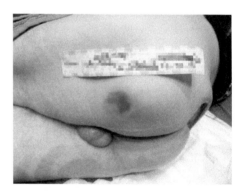

Abb. 1.9 **Dekubitus im Bereich des linken Sitzbeinhöckers.** Die Gewebeschädigung ist vermutlich tief, aufgrund der intakten Epidermis aber nicht beurteilbar. [O688]

## Dekubitus oder Feuchtigkeitswunde?

Nicht jede Wunde im Gesäßbereich ist ein Dekubitus! Häufig werden Dekubitalulzera mit Feuchtigkeitswunden verwechselt. Es ist deshalb immer nach Gründen zu suchen, die für einen Dekubitus sprechen:

- Auf die Wunde wirken / wirkten Druck bzw. Scherkräfte.
- Die Wunde befindet sich über einem Knochenvorsprung.
- Die Wunde ist eher rund, gleichmäßig und begrenzt, die Wundumgebung ist nicht betroffen, die Wundränder sind deutlich erkennbar.
- Der Wundgrund ist schlecht durchblutet.
- Eine Rötung ist nicht wegdrückbar.

**1**

LESE- UND SURFTIPP

Zum Thema „Dekubitus" gibt es sehr viel Literatur und Informationen in Büchern und im Internet. Empfehlenswert:

- Deutsches Netzwerk für Qualitätsentwicklung in der Pflege. Expertenstandard Dekubitusprophylaxe in der Pflege. 2.A., 2017.
- Schröder G, Kottner J. Dekubitus und Dekubitusprophylaxe. Bern: Huber, 2012.
- Wounds International. Dekubitusprophylaxe. Druck, Scherkräfte, Reibung und Mikroklima im Kontext – Ein Konsensusdokument. www.akademie-zwm.ch/uploads/media/konsensusdokumente/ DEKUBITUSPROPHYLAXE_und_Scherkraefte_2010_WUWHS.pdf
- European Pressure Ulcer Advisory Panel *(EPUAP)*. www.epuap.org

## Feuchtigkeitswunde und Inkontinenz-assoziierte Dermatitis

_____ Definition _____

**Feuchtigkeitswunde,** auch **Mazeration:** Durch dauerhafte Einwirkung von Feuchtigkeit an der Haut / in Hautfalten entstandene Wunde.
**Inkontinenz-assoziierte Dermatitis** *(IAD):* Irritativ-toxische Kontaktdermatitis, entstanden durch die dauerhafte Einwirkung von Urin und Stuhl.

Durch Feuchtigkeit quillt die Haut auf, wird weich und sieht zunächst weißlich aus *(Mazeration)*. Die Kombination von Feuchtigkeit und Reibung, z. B. in Hautfalten, kann die Hautsituation weiter verschlechtern. Vermehren sich Bakterien und Pilze, kann es zu einer nässenden Entzündung der Epidermis kommen – eine **Intertrigo** ist entstanden (▶ Abb. 1.10).

Die Haut ist gerötet, zeigt oberflächliche Abschürfungen, juckt und brennt. Besonders gefährdete Stellen sind Hautfalten, aus denen Schweiß und Feuchtigkeit nicht verdunsten können, z. B. die Analfalte, der Intimbereich, die Leisten, die Achselhöhlen und unter den Brüsten.

Bei der **inkontinenz-assoziierten Dermatitis** schädigt zusätzlich der Ammoniak im Urin die Schutzbarriere der Haut *(Hydrolipidfilm)*, die Restaktivität von Verdauungsenzymen im Stuhl greift v. a. bei Diarrhoe die Epidermis an.

Hinzu kommen häufig notwendige Reinigungsmaßnahmen, die zusätzlich schädigend wirken.

Eine **Feuchtigkeitswunde** im Genitalbereich darf nicht mit einem Dekubitus verwechselt werden, wenn nachfolgende Kriterien für eine Mazeration oder IAD sprechen:

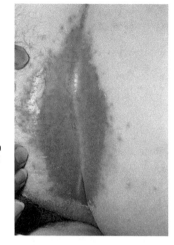

Abb. 1.10 **Großflächige Feuchtig-keitswunde mit Entzündung der Epidermis** *(Intertrigo)* **in der Analfalte.** Die Lokalisation ist typisch für eine Feuchtigkeitswunde. Neben mangelnder Verdunstung von Schweiß (z. B. durch Inkontinenzversorgung) können Urin und Stuhl die Wundentstehung mit begünstigt haben, dann spricht man von einer inkontinenz-assoziierten Dermatitis. [E511]

- Die Haut / Wunde muss feucht sein, z. B. durch Urin oder Schweiß.
- Die Haut wirkt aufgequollen; bei IAD Ekzembild: wegdrückbare Rötung, Schmerzen oder Juckreiz, evtl. Bläschenbildung.
- Die Hautschädigung ist diffus, nicht scharf begrenzt, in der Regel oberflächlich.
- Die Schädigung ist oberflächlich (▶ Abb. 1.10).

## Ulcus cruris venosum

―――――――――――――――― Definition ――――――――――――――――

**Ulcus cruris venosum** *(venöses Unterschenkelgeschwür, „offenes Bein"):* Keine eigenständige Erkrankung, sondern das Stadium 4 der chronisch venösen Insuffizienz *(CVI).* 70 % aller Unterschenkelgeschwüre sind venös bedingt. Man geht davon aus, dass ca. 1–2 % der Patienten mit einer CVI irgendwann ein venöses Ulkus entwickeln.

Die **chronisch venöse Insuffizienz** *(CVI)* umfasst alle klinischen Veränderungen im Rahmen einer chronischen Venenerkrankung. Sie wird nach Widmer (mod. nach Marshall) in drei Grade eingeteilt: [6]
- **Grad 1.** Reversibles Stauungsödem, deutlich erweiterte Hautvenen im Bereich des Fußes
- **Grad 2.** Dauerhafte Ödeme, trophische Hautveränderungen, z. B. Hyperpigmentierung, weiße Atrophie, Fibrosierung von Haut und Unterhautfettgewebe, Stauungsdermatitis

**1**

- **Grad 3.** Ulcus cruris
  - Grad 3a: Abgeheiltes Ulkus
  - Grad 3b: Bestehendes Ulkus.

Typische weitere **Symptome** bei venösem Ulkus sind:
- Spannungs- und Schweregefühl in den Beinen
- Geschwollene Extremität
- Nächtliche Muskelkrämpfe
- Warme und gerötete Extremität
- Mäßig bis viel Wundsekret
- Meist mäßige Schmerzen.

## Entstehung eines Ulcus cruris venosum

Die **chronisch venöse Insuffizienz** *(CVI)* hat hpts. zwei Ursachen:
1. **Varikosis** *(Krampfadern).* Mangelnder bindegewebiger Halt der oberflächlichen Venen führt dazu, dass die Venen aussacken und die Venenklappen nicht mehr vollständig schließen. Das venöse Blut versackt fußwärts. Ursachen sind u. a. genetische Faktoren, Schwangerschaft, stehende Tätigkeiten (▶ 6.2).
2. **Postthrombotisches Syndrom.** Eine Abflussbehinderung im tiefen Venensystem, z. B. durch einen Thrombus im Rahmen einer tiefen Bein- oder Beckenvenenthrombose führt dazu, dass das venöse Blut über Verbindungsvenen in das oberflächliche Venensystem geleitet wird. Das ist für so viel Blut nicht ausgelegt. Mit der Zeit weiten sich die oberflächlichen Venen aus und die Venenklappen schließen nicht mehr vollständig. Immer mehr Blut versackt fußwärts.

Der höchste Druck durch den pathologischen Rückstau von venösem Blut ist im Bereich des Fußes, im Anfangsgebiet der *V. saphena magna* (Innenknöchel) oder der *V. saphena parva* (Außenknöchel). Das sind die zwei großen Venen des oberflächlichen Venensystems. Durch den hohen (Blut-)Druck in den Venen tritt Wasser ins Gewebe aus. Durch die lokale Behinderung der Gewebeversorgung kommt es zum Gewebeuntergang, ein venöses Ulkus ist entstanden (▶ Abb. 1.11, ▶ Abb. 1.12).

### LESE- UND SURFTIPP

- Deutsche Gesellschaft für Angiologie–Gesellschaft für Gefäßmedizin *(DGA)* e. V. www.dga-gefaessmedizin.de
- Deutsche Gesellschaft für Phlebologie *(DGP)* e. V. www.phlebology.de
- Deutsche Venen-Liga e. V. www.venenliga.de

## Ulcus cruris arteriosum

### Definition

**Ulcus cruris arteriosum** *(arterielles Unterschenkelgeschwür):* Letztes Stadium einer peripheren arteriellen Verschlusskrankheit *(pAVK).* 10 % aller Unterschenkelgeschwüre sind arteriell bedingt.

1

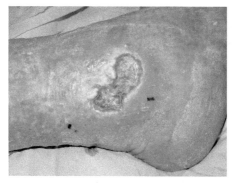

Abb. 1.11 **Venöses Ulkus.** Typische Lokalisation im Bereich des Innenknöchels. Die Wunde ist fast sauber, zeigt Granulationsgewebe. Der Wundrand ist mazeriert. Die Wundumgebung ist großflächig gerötet, das deutet auf eine allergische Reaktion auf ein Hautpflegeprodukt oder auf Verbandmaterial hin. [M845]

Abb. 1.12 **Venöses Ulkus.** Typische Lokalisation oberhalb des Außenknöchels. Die Wunde befindet sich in der Reinigungsphase, es sind Fibrinbeläge und Entzündungszeichen vorhanden. Der Wundrand ist mazeriert. [M845]

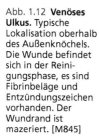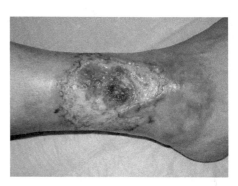

Die **periphere arterielle Verschlusskrankheit** *(pAVK)* wird nach Fontaine in vier Stadien eingeteilt: [7]

- **Stadium I.** Ohne Symptome, in der Angiografie aber Gefäßveränderungen nachweisbar
- **Stadium II a.** *Claudicatio intermittens („Schaufensterkrankheit"),* schmerzfreie Gehstrecke > 200 Meter
- **Stadium II b.** *Claudicatio intermittens,* schmerzfreie Gehstrecke < 200 Meter
- **Stadium III.** Ischämischer Ruheschmerz
- **Stadium IV.** Ulkus, Gangrän.

Typische weitere Symptome bei pAVK sind:
- Kalte Extremität unterhalb der Engstelle
- Blass-livide, bläuliche Hautfarbe

**1**

- Missempfindungen, Sensibilitätsstörungen
- Abgeschwächte oder fehlende Fuß- bzw. Beinpulse
- Wenig bis keine Schmerzen, wenn eine ausgeprägte Neuropathie (bei Diabetes mellitus) vorliegt, ansonsten meist sehr starke (ischämische) Schmerzen.

### Entstehung eines Ulcus cruris arteriosum

**Arteriosklerotische Prozesse** (bedingt z.B. durch Rauchen, Diabetes mellitus, Hypertonie) verengen die Arterien immer mehr, besonders im Bereich von Gefäßgabelungen. Bei der pAVK sind die Becken- und Beinarterien betroffen. Mit zunehmender Verengung wird die Sauerstoffversorgung in den nachfolgenden Regionen in Fuß und Bein immer schlechter. Bei einer minimalen oder fehlenden arteriellen Durchblutung *(Ischämie)* stirbt das nachfolgende Gewebe ab, ein arterielles Ulkus ist entstanden. Solche abgestorbenen Gewebebezirke heißen häufig auch **Gangrän.** Typisch ist der Beginn an den Zehen oder an den Fersen. Durch Schrumpfungs- und Verdunstungsprozesse *(Mumifikation)* demarkiert sich diese Gangrän deutlich vom gesunden Gewebe. Ist der abgestorbene Bezirk hart und trocken, spricht man von einer *trockenen Gangrän.* Besiedelt sich die Nekrose mit Bakterien, v.a. mit Anaerobiern und Fäulnisbakterien, dann entstehen matschig-schmierige und übelriechende Beläge, eine *feuchte Gangrän* ist entstanden. Es besteht die Gefahr, dass sich die Infektion v.a. unter dem nekrotischen Gewebe bis zum Knochen weiter ausbreitet und im schlimmsten Fall zu einer Sepsis führt. (▶ Abb. 1.13).

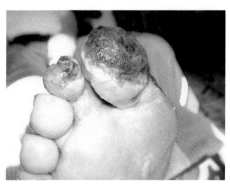

Abb. 1.13 **Arterielles Ulkus.**
Typische Lokalisation im Bereich der Zehen: feuchte Gangrän der ersten beiden Zehen. Nach Infektbehandlung, Demarkierung und einer rekanalisierenden Maßnahme ist wahrscheinlich eine Amputation notwendig. Abhängig von der arteriellen Durchblutungssituation im Fuß ist die Amputation der Zehen ausreichend, ggf. muss aber auch der Vorfuß entfernt werden, wenn die arterielle Durchblutung nicht ausreichend wiederhergestellt werden kann. [M845]

**LESE- UND SURFTIPP**

- Deutsche Gesellschaft für Angiologie – Gesellschaft für Gefäß-medizin e. V. www.dga-gefaessmedizin.de
- S3-Leitlinie zur Diagnostik, Therapie und Nachsorge der peripheren arteriellen Verschlusskrankheit. Stand 11/2015. www.awmf.org/uploads/tx_szleitlinien/065-003l_S3_PAVK_periphere_arterielle_Verschlusskrankheitfinal-2019-08.pdf
- AVK-Selbsthilfegruppe Bundesverband. www.avk-bundesverband.de
- Deutsche Gefäßliga. www.deutsche-gefaessliga.de

## Ulcus cruris mixtum

_____ Definition _____

**Ulcus cruris mixtum:** Entstanden aufgrund venöser und arterieller Veränderungen. Der Patient hat eine chronisch venöse Insuffizienz *(CVI)* und gleichzeitig eine bestehende periphere arterielle Verschlusskrankheit *(pAVK)*. Er weist sowohl Symptome der venösen als auch der arteriellen Erkrankung auf (▶ Abb. 4.1). 10 % der Unterschenkelgeschwüre sind gemischte Geschwüre.

Im Rahmen einer Gefäßdiagnostik werden die Venen und Arterien in den Beinen und im Becken untersucht. Die Behandlung ist komplex. Zunächst muss die arterielle Durchblutungssituation verbessert werden, danach kann die venöse Insuffizienz behandelt werden.

## Diabetisches Fußsyndrom

_____ Definition _____

**Diabetische Fußsyndrom** *(DFS)*, **diabetischer Fuß:** Entstanden als Folge jahrelang erhöhter Blutzuckerwerte. Unter einem DFS werden alle pathologischen Veränderungen an den Füßen zusammengefasst, die durch den Diabetes begünstigt wurden. In etwa der Hälfte der Fälle liegt eine diabetische *Neuropathie,* in etwa einem Drittel eine *Angiopathie (Arteriosklerose)* und bei den übrigen eine Kombination von beidem zugrunde.

### Entstehung eines diabetischen Fußsyndroms

In Deutschland sind geschätzt knapp 10 % der Bevölkerung an einem Diabetes mellitus erkrankt. Bei ca. 25 % der Diabetiker entwickelt sich im Verlauf ein DFS.

Die Entstehung und die Folgen eines diabetischen Fußsyndroms sind vielschichtig:

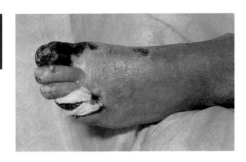

Abb. 1.14 **Diabetischer Fuß** mit Makroangiopathie. Fortgeschrittene Nekorse an zwei Zehen mit Entzündung in diesem Bereich, ein sog. feuchtes Gangrän. [G852]

- **Angiopathie.** Durch den hohen Blutzucker kommt es zu einer Schädigung der kleinen Arterien in den Füßen, aber auch in vielen anderen Organen *(Mikroangiopathie).* Auch die großen Arterien werden geschädigt *(Makroangiopathie),* der hohe Blutzucker begünstigt die Entstehung einer peripheren arteriellen Verschlusskrankheit (▶ Abb. 1.14).
- **Diabetische (Poly-)Neuropathie.** Gleichzeitig werden auch die Nerven geschädigt, es entsteht eine diabetische (Poly-)Neuropathie *(PNP):*
  - **Sensible / sensorische Neuropathie.** Durch die Schädigung sensibler Nerven haben die Betroffenen anfangs Missempfindungen (z. B. Brennen, Ameisenlaufen), ein Taubheitsgefühl und Schmerzen. Später kommt es zu einem Sensibilitätsverlust und zum Verlust des Temperaturempfindens, weshalb Verletzungen und Überlastungen nicht mehr wahrgenommen werden.
  - **Motorische Neuropathie.** Die Schädigung motorischer Nerven bedingt einen Abbau der Fußmuskulatur. Zusätzliche Zucker- und Eiweißeinlagerungen in Gelenken und Sehnen führen zu einer eingeschränkten Gelenkbeweglichkeit. Das Gangbild verändert sich, wird sehr mechanisch, unsicher. Dann kommt es zu einer Veränderung der gesamten Fußstatik mit Fußdeformitäten (z. B. Krallenzehen, eingeschränkte Zehenbeweglichkeit, Hallux, Absenkung des Längsgewölbes), die auch durch eine nicht infektiöse Zerstörung der Fußknochen bedingt sein können. Ein sog. **Charcot-Fuß** *(diabetische Neuro-Osteo-Arthropathie, DNOAP,* ▶ Abb. 1.15) ist entstanden. An besonders druckbelasteten Stellen, z. B. dem Fußballen, kommt es zu **Hyperkeratosen** *(vermehrter Hornhautbildung).* Unter der Hornhaut entstehen Ulzerationen, **Mal perforans** (▶ Abb. 1.16) genannt, die oft lange unentdeckt größer und tiefer werden und nicht selten bis auf den Knochen reichen.

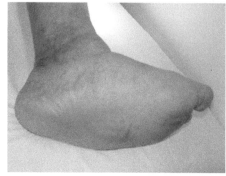

Abb. 1.15 **Typischer Charcot-Fuß als Langzeitfolge eines Diabetes mellitus.**
Das Fußskelett ist aufgrund einer Schädigung der motorischen Nervenfasern
zusammengebrochen. Im Bereich der Fußsohlen sind als Folge einer
erhöhten Druckbelastung Hornhautschwielen erkennbar. Die rosige
Hautfarbe und das Fußödem weisen auf eine reine Neuropathie hin. Bisher
besteht keine Wunde, die Gefahr der Entstehung eines Mal perforans im
Bereich des Fußballens ist allerdings groß. [M845]

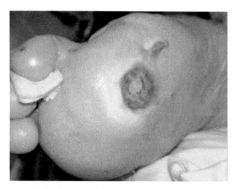

Abb. 1.16 **Diabetisches Fußsyndrom.** Zustand nach Amputation von zwei
Zehen, jetzt Mal perforans im Bereich der Zehenballen. Diese Wunde war
lange Zeit unter dicker Hornhaut *(Hyperkeratose)* unbemerkt geblieben.
Sie ist am Übergang von der Reinigungs- in die Granulationsphase. [M845]

- **Autonome Neuropathie.** Durch die Schädigung autonomer
  Nerven kommt es zur Gefäßerweiterung, erkennbar an warmen
  und roten Füßen (außer bei gleichzeitig bestehender pAVK). Die
  Schweißsekretion erlischt, die Haut ist trocken und neigt zu
  Einrissen. Typischerweise entsteht Nagelpilz und Pilzbefall
  zwischen den Zehen. [8]

**Tab. 1.2** Einteilung des diabetischen Fußsyndroms nach Wagner (Grade 1–5) und Armstrong (Stadien A–D). [8]

| Wagner-Grade → Armstrong-Stadien ↓ | 0 | 1 | 2 | 3 | 4 | 5 |
|---|---|---|---|---|---|---|
| A | Keine Läsion, evtl. Deformität | Oberflächliches Ulkus | Wunde bis zur Sehne oder Gelenkkapsel | Wunde bis zum Knochen oder Gelenk | Nekrose von Fußteilen, z. B. Vorfuß- oder Fersennekrose | Nekrose des gesamten Fußes |
| B | Mit Infektion | Mit Infektion | Mit Infektion | Mit Infektion | Mit Infektion | Mit Infektion |
| C | Mit Ischämie | Mit Ischämie | Mit Ischämie | Mit Ischämie | Mit Ischämie | Mit Ischämie |
| D | Mit Infektion und Ischämie | Mit Infektion und Ischämie | Mit Infektion und Ischämie | Mit Infektion und Ischämie | Mit Infektion und Ischämie | Mit Infektion und Ischämie |

Die Einteilung diabetischen Fußsyndroms kann nach Wagner und Armstrong erfolgen (▶ Tab. 1.2).

LESE- UND SURFTIPP

- Deutsche Diabetes-Gesellschaft.
  www.deutsche-diabetes-gesellschaft.de
- Deutscher Diabetikerbund. www.diabetikerbund.de

## Exulzerierende Tumoren

––––––––––––––––––– Definition –––––––––––––––––––

**Exulzerierender** *(geschwürbildender)* **Tumor:** Durch eine maligne Läsion der Haut verursacht, entweder durch einen primären Hauttumor, durch eine Hautmetastase eines anderen primären Tumors oder durch den Durchbruch eines Tumors aus darunter liegenden Gewebeschichten. [9]

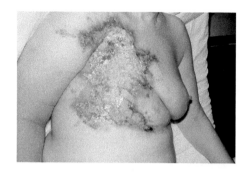

Abb. 1.17 **Groß-
flächiger exulzerie-
render Tumor der
Brust durch ein
Rezidiv eines
Mammakarzinoms.**
Die Brustdrüse
wurde schon
entfernt. [V220]

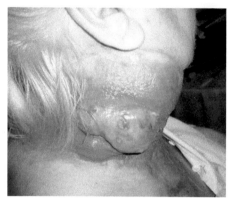

Abb. 1.18 **Exulzerie-
render Tumor am
Hals.** Die Epidermis ist
fast noch intakt, es
gibt nur sehr kleine
oberflächliche
Läsionen. Es besteht
aber die Gefahr, dass
der Tumor bald
großflächiger durch
die Haut durchbricht.
[M845]

Exulzerierende Wunden treten bei 5–10 % aller Tumorpatienten mit einer weit fortgeschrittenen Tumorerkrankung auf. Typische **Lokalisationen** sind:

- 60 % im Bereich der Brust (▶ Abb. 1.17)
- 25 % im Kopf-Hals-Bereich (▶ Abb. 1.18)
- 3 % in der Leisten- bzw. Genitalregion
- 3 % am Rücken
- 8 % an andere Orte.

Typische weitere **Symptome** sind:

- Nekrosenbildung
- Tumorzerfall
- Starke Schmerzen
- Starke Exsudation
- Infektion, meist mit anaeroben Erregern
- Deutlicher bis penetranter Geruch
- Blutungen, wenn der Tumor in Gefäße einbricht.

Exulzerierende Wunden stellen für den Patienten, für seine Angehörigen, aber auch für die Pflegenden eine große Belastung dar. Kurative

**1**

Maßnahmen sind in der Regel nicht mehr möglich. Die Behandlung (▶ 6.5) zielt auf die Verbesserung der Beschwerden und die Erhöhung der Lebensqualität ab. [9]

## 1.3 Einteilung nach dem Heilungsverlauf

Wunden können auch nach ihrem **Heilungsverlauf** eingeteilt werden.

### 1.3.1 Wunden mit primärer Wundheilung

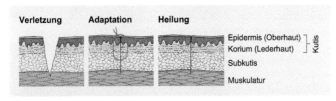

Abb. 1.19 **Primäre Wundheilung durch Wundverschluss,** z. B. mit Naht oder Klammern. Es kommt zu einer schnellen, komplikationslosen Wundheilung mit geringer Narbenbildung. [L190]

Kennzeichen der **primären Wundheilung** sind (▶ Abb. 1.19):
- Rasche Wundheilung durch aneinander liegende Wundränder
- Verschluss der Wunde durch Naht, Klammern, Wundnahtstreifen oder Wundkleber (▶ 5.2, ▶ 5.3.1)
- Gewebeverschluss nach ca. 8 Tagen, volle Zug- und Reißfestigkeit nach einigen Wochen
- Weitgehende Wiederherstellung der normalen Strukturen
- Minimale Narbenbildung
- Bei chirurgischen Wunden und Schnittwunden.

### 1.3.2 Wunden mit verzögerter primärer Wundheilung

Kennzeichen der **verzögerten primären Wundheilung** sind:
- Verzögerte Wundheilung aufgrund von Keimbelastung
- Offene Wundbehandlung, z. B. bei kleinen Wunden, Schürfwunden, wenn die Naht zu sehr unter Spannung stehen würde, bei schlecht adaptieren Wundrändern (▶ 5.3.2)
- Bei traumatisch bedingter Wunde ggf. Wundverschluss erst nach einigen Tagen, wenn eine Wundinfektion ausgeschlossen werden kann
- Narbenbildung möglich.

### 1.3.3 Wunden mit sekundärer Wundheilung

Kennzeichen der **sekundären Wundheilung** sind:
- Verzögerte Wundheilung durch auseinanderklaffende Wundränder, bakterielle Infektion und / oder großen Gewebedefekt

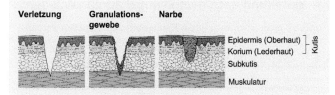

Abb. 1.20 **Sekundäre Wundheilung.** Der Wundverschluss geschieht nach und nach durch Bildung von Granulationsgewebe und der abschließenden Deckung durch Epithelgewebe. Die Wundheilung dauert deutlich länger, die entstehende Narbe ist breiter. [L190]

- Heilung aus der Tiefe durch Bildung von Granulationsgewebe (Ersatzgewebe) und Verschluss durch Epithelisation (▶ 2.2)
- Meist ausgeprägte Narbenbildung (▶ Abb. 1.20).

## 1.3.4 Chronische Wunden

Tritt innerhalb von 4–12 Wochen nach der Wundentstehung trotz fachgerechter Therapie keine Wundheilung ein, wird eine Wunde als *chronisch* bezeichnet. Wundart und Kontextfaktoren spielen eine bedeutende Rolle. [6]

**Chronischen Wunden** geht immer eine krankhafte Veränderung des Gewebes voraus, die meist in Zusammenhang mit einem gestörten Zellstoffwechsel steht.

Die häufigsten Ursachen sind:
- Lokale Störfaktoren der Wundheilung, z. B. bakterielle Besiedelung, mechanische Belastung (▶ 2.2.1)
- Systemische Störfaktoren der Wundheilung, z. B. arterielle Durchblutungsstörung, hohes Alter des Wundpatienten (▶ 2.2.2)
- Fehlende Therapieadhärenz des Patienten.

**Kennzeichen** sind:
- Langsame oder stagnierende Wundheilung
- Untypischer Verlauf der Wundheilungsphasen (▶ 2.1)
- Lokale Abwehrstörung, Wunde ist keimbesiedelt, häufig auch mit multiresistenten Keimen (▶ 1.4.3, ▶ 1.4.4)
- Fibrinbeläge als Zeichen einer chronischen Entzündung.

Neben einer phasengerechten Wundbehandlung (▶ Kap. 5) ist die spezifische Ursache für die Wundentstehung – wenn die Wunde als letztes Stadium einer Erkrankung oder als Komplikation einer Krankheitssituation entstanden ist (▶ 1.2.2) – zu berücksichtigen. Ohne eine bestmögliche Ausschaltung der Wundursache und begleitende Maßnahmen kann die Wunde nicht heilen (▶ Kap. 6).

LESE- UND SURFTIPP

Panfil E-M, Schröder G (Hrsg.). Pflege von Menschen mit chronischen Wunden – Lehrbuch für Pflegende und Wundexperten. 3. A. Bern: Huber, 2015.

**1**

## 1.4 Einteilung nach dem Keimgehalt von Wunden

Wunden können auch nach ihrem **Keimgehalt** unterschieden werden.

### 1.4.1 Aseptische Wunden

─────────── Definition ───────────

**Aseptische Wunde:** Durch einen aseptischen Eingriff (Operation, Punktion) entstanden. Wird primär verschlossen, z. B. mit Naht oder Klammern. Sie gilt als (fast) keimfrei und weist keine Entzündungszeichen auf. Eine **bedingt aseptische Wunde** weist durch den Wundort eine höhere Infektionsgefahr auf, z. B. im Bereich des Anus.

### 1.4.2 Kontaminierte Wunden

─────────── Definition ───────────

**Kontaminierte Wunde:** Es ist von einer Keimbesiedlung mit nicht vermehrungsfähigen Bakterien auszugehen. Die Wunde weist keine Entzündungszeichen auf, die Wundheilung ist nicht gestört. Typische kontaminierte Wunden sind Tracheostoma, PEG-Eintrittsstelle, Dekubitus und andere chronische Wunden. Auch jede traumatisch bedingte Wunde (z. B. Schnitt- oder Schürfwunde) ist kontaminiert.

### 1.4.3 Kolonisierte und kritisch kolonisierte Wunden

─────────── Definition ───────────

**Kolonisierte Wunde:** Keime vermehren sich in der Wunde, das Immunsystem reagiert mit Abwehrvorgängen, z. B. Exsudation oder Fibrinbildung. Die Wundheilung ist noch nicht nachhaltig gestört, die klassischen Entzündungszeichen fehlen. Alle chronischen Wunden sind als kolonisierte Wunden anzusehen.
**Kritisch kolonisierten Wunde:** Wundheilung ist nachhaltig gestört. Chronische Wunden mit stagnierender Wundheilung und Biofilm sind meist kritisch kolonisiert. Die Gefahr, dass sich eine Wundinfektion entwickelt, ist jetzt groß.

**Biofilm.** Viele Bakterien und Pilze haben die Fähigkeit, spezielle Proteine (*„bakterieller Schleim"*) zu bilden, mit dem sie sich dann umhüllen. Jetzt sind sie „maskiert" und werden von der körpereigenen Abwehr nicht mehr erkannt. Ein Teil der Bakterien geht in den Ruhezustand und ist für eine eventuelle Antibiotikatherapie nicht zugängig. Auch bei einer normalen Wundreinigung und -desinfektion ist der Biofilm sehr hartnäckig. Die Gefahr ist groß, dass sich die Bakterien nun unbemerkt vermehren können, aus einer Kolonisation wird dann schnell eine Infektion. Das Entstehen eines Biofilms wird durch schlechte Durchblutung, Nekrosen, Malnutrition *(Mangelernährung)* und ein schwaches Immunsystem begünstigt.

Mit Biofilm überzogene Wunden erscheinen gelartig glänzend. Untersuchungen haben ergeben, dass bis zu 60 % der chronischen Wunden mit Biofilm belastet sind – ein Grund weshalb die Wundheilung stagnieren kann. Denn, Biofilme stimulieren ständig eine entzündliche Reaktion des Körpers mit einem vermehrten Freisetzen von Entzündungszellen und anderen Stoffen (z. B. Matrix-Metallo-Proteasen, *MMP*), die auch die Bildung von Granulationsgewebe und Epithelisation (▶ 2.1) stören. [10]

### 1.4.4 Infizierte Wunden

_____ Definition _____

**Infizierte Wunde:** Massiv mit Keimen besiedelt. Abwehrreaktionen des Körpers sind als klassische Entzündungszeichen sichtbar: Rötung, Überwärmung, Schwellung, Schmerzen, Funktionseinschränkung (▶ Abb. 1.21). Zusätzlich bestehen meist viel Wundexsudat, auffälliger Wundgeruch, Eiter / Abszessbildung, Taschenbildung und Vergrößerung der Wunde.

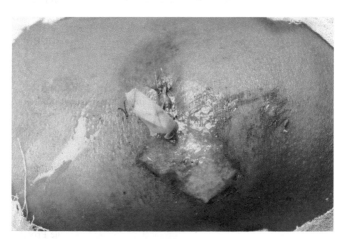

Abb. 1.21 Nahrtdehiszenz (Auseinandergehen) einer OP-Wunde am Knie. Die Wunde zeigt die typischen Entzündungszeichen. Die eingelegte Gummilasche soll verhindern, dass sich die Epidermis verschließt, bevor die Wunde aus der Tiefe heraus granuliert ist und das Wundsekret ableiten. [J787]

**1**

Aus einer lokalen Wundinfektion kann sich eine **systemische Infektion** entwickeln – mit der Gefahr einer lebensbedrohlichen Sepsis.

Kennzeichen für die Entwicklung einer systemischen Infektion sind:

- Zunehmender Wundschmerz
- Subfebrile Temperatur bis Fieber
- Allgemeines bis schweres Krankheitsgefühl
- Geschwollene regionäre Lymphknoten
- Nachweis bzw. Anstieg von Entzündungsparametern im Blut.

# 2 Wundheilung und Wundheilungsstörungen

—————— Definition ——————

„Die **Wundheilung** ist ein sehr komplexer biologisch-chemischer Vorgang, der in mehreren sich überschneidenden Phasen verläuft, deshalb müssen die verschiedenen Phasen auch immer zusammen verstanden werden. (…) Laufen diese Phasen ungehindert ab, spricht man von primärer Wundheilung." Die Wundheilung kann aber durch vielfältige Störfaktoren behindert werden. Dies führt zu einer **Wundheilungsstörung**, die Wunde heilt dann sekundär. [1]

## 2.1 Physiologie der Wundheilung

Die physiologische Wundheilung lässt sich in **drei Wundheilungsphasen** unterteilen, die sich auch überschneiden können. Größere Wunden weisen nicht selten Anzeichen aller drei Phasen auf. In der Literatur gibt es weitere Bezeichnungen für die einzelnen Phasen, die folgenden Bezeichnungen sind in der Praxis am gebräuchlichsten. Prinzipiell verläuft die Wundheilung bei akuten und chronischen Wunden gleichermaßen nach den drei Wundheilungsphasen, bei chronischen Wunden allerdings deutlich verzögert. [3]

### 2.1.1 Exsudationsphase

Die **Exsudationsphase** *(Reinigungsphase)* beginnt unmittelbar nach der Wundentstehung.
- **Blutstillung.** Durch die Verletzung werden Substanzen freigesetzt, die zu einer Vasokonstriktion *(Verengung der Gefäße)* führen. So versucht der Körper den Blutverlust so gering wie möglich zu halten. Gleichzeitig ballen sich Thrombozyten *(Blutplättchen)* zu einem Pfropf zusammen und verschließen die Blutungsquelle provisorisch.
- **Blutgerinnung.** Durch die Gewebe- und Gefäßverletzung werden die beiden Gerinnungssysteme aktiviert, an deren Ende die Bildung von Fibrin steht. Das Fibrin stabilisiert und verstärkt den Thrombozytenpfropf und führt dazu, dass die Wunde innerhalb weniger Min. nicht mehr blutet und vor weiterer Keimbesiedelung geschützt ist.
- **Entzündungsreaktion.** Durch die Ausschüttung von sog. Entzündungsmediatoren kommt es zur Erweiterung der umliegenden Blutgefäße. Dadurch wird die Einwanderung von Leukozyten und anderen Abwehrzellen gefördert, die für die Reinigung der Wunde und Infektionsbekämpfung verantwortlich sind. Die Abwehrleistung

**2**

und der Abbau von Zelltrümmern setzt eine feuchte Wunde voraus. Typisch für die Reinigungsphase sind Wundexsudat und eine leicht gerötete und geschwollene Wunde und Wundumgebung. Die Makrophagen *(„Fresszellen")* stimulieren auch die Fibroblasten zur Vermehrung und leiten die Gefäßneubildung ein. [1]

## 2.1.2 Granulationsphase

Die **Granulationsphase** *(Proliferationsphase)* beginnt ca. 24 Std. nach der Wundentstehung und erreicht innerhalb von 72 Std. ihr Maximum.

- **Gefäßneubildung** *(Vaskularisierung)*: Vom Wundrand her sprossen neue Kapillaren in die Wunde ein, die Sauerstoff und Nährstoffe für die Gewebeneubildung antransportieren können.
- **Granulationsgewebebildung:** Fibroblasten beginnen mit der Bildung von Kollagen. Dieses lagert sich um das Fibrinnetz an, das durch die Blutgerinnung entstanden ist. Dadurch füllt sich die Wunde immer mehr mit Granulationsgewebe auf. Für die Bildung von Kollagen ist Vitamin C unabdingbar, das aber nur in Verbindung mit Sauerstoff aktiv wird. Spezialisierte Fibroblasten bewirken eine Wundkontraktion.
- **Fibrinolyse:** Spezielle abbauende Substanzen im Blut sorgen dafür, dass das Fibrinnetz nach und nach aufgelöst wird. [1]

## 2.1.3 Epithelisierungsphase

Die **Epithelisierungsphase** *(Regenerationsphase)* beginnt bei einer akuten Wunde nach 3–4 Tagen und kann, je nach Größe der Wunde, mehrere Wochen dauern. Sie kann beginnen, wenn das Granulationsgewebe auf Höhe der Epidermis ist. Dafür kommt es zu einer verstärkten Neubildung von Kollagen.

- **Umbauphase:** Die Wunde wird zunehmend wasser- und gefäßärmer, festigt sich und bildet sich zu Narbengewebe um.
- **Epithelisierung:** Die Epithelzellen am Wundrand beginnen sich zu teilen und schieben sich meist ungleichmäßig nach und nach über das Granulationsgewebe. Es können sich auch Epithelzellinseln mitten in der Wunde bilden. Die Epithelzellen brauchen eine „Gleitbahn", d. h. der Wundgrund muss ausreichend feucht, glatt und gut durchblutet sein. Die zunächst einschichtige Epitheldecke verdickt sich nach und nach, wird mehrschichtig und damit widerstandsfähiger. Ihre maximale Zug- und Reißfestigkeit erreicht die Wunde nach ca. 8 Wochen. [1]

## 2.2 Pathophysiologie der Wundheilung und Wundheilungsstörungen

Der menschliche Körper ist in der Lage, Wunden aus eigener Kraft zu heilen. Diese Fähigkeit unterliegt großen Schwankungen, denn Störfaktoren gibt es viele, die zu einer **Wundheilungsstörung** führen können.

## 2.2.1 Lokale Störfaktoren der Wundheilung

_____ Definition _____

**Lokale Störfaktoren:** Faktoren, die die Wundheilung stören und von der Wunde direkt ausgehen bzw. mit der Wundbehandlung zusammenhängen.

Nachfolgend werden die wichtigsten **lokalen Störfaktoren** erläutert:
- **Keimbesiedelung bzw. Infektion.** Jede Keimbesiedelung mit pathogenen Keimen ist ein Störfaktor für die Wundheilung, auch wenn (noch) keine Infektionszeichen vorliegen (▶ 1.4.3, ▶ 1.4.4). Wenn eine vermeintlich saubere Wunde trotz optimaler Behandlung nicht heilen will, ist dafür häufig der sog. *Biofilm* verantwortlich.
- **Fibrinbeläge.** Fibrin entsteht im Rahmen der Blutgerinnung und wird mit beginnender Granulation wieder aufgelöst. Da bei chronischen Wunden oft die Ursache der Wunde weiterbesteht, wird dauerhaft weiter Fibrin gebildet, außerdem sind die fibrinolytischen Eigenschaften reduziert. So bestehen dicke, gelbliche Fibrinbeläge oft über Wochen und behindern die Wundheilung (▶ Abb. 2.1).
- **Nekrosen, Wundtaschen bzw. Fisteln, Hämatome, Serome.** Unter Nekrosen *(abgestorbenes Gewebe)* können sich sehr gut Bakterien einnisten und vermehren, v. a. auch Anaerobier (▶ Abb. 2.2). Sie werden durch Desinfektionsmaßnahmen nicht bzw. kaum erreicht, dasselbe gilt für Wundtaschen und Fisteln. Hämatome *(Blutansammlung, Bluterguss)* entstehen durch Blutungen im Wundbereich. Die Wundregion schwillt an und spannt, der Betroffene klagt über

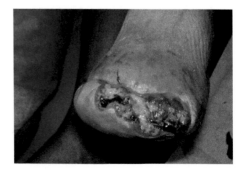

Abb. 2.1 **Diabetischer Fuß nach Vorfußamputation.** Die Wunde befindet sich in der Reinigungsphase. Sie weist Nekrosen, ausgeprägte Fibrinbeläge und deutliche Entzündungszeichen auf. Durch die Entzündung ist es zu einer Nahtdehiszenz gekommen. Die ehemals mit Naht verschlossene Wunde heilt nun sekundär. [M845]

2

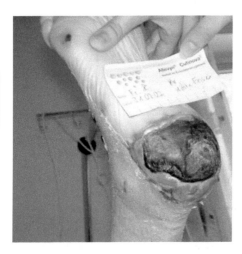

Abb. 2.2 **Dekubitus an der Ferse.** Die Wunde weist eine große und wahrscheinlich auch dicke Nekrose auf. Es kann vermutet werden, dass der Dekubitus bis auf das Fersenbein reicht. Um die Nekrose herum sind deutliche Entzündungszeichen zu sehen. Die Nekrose selbst ist trocken. Eine chirurgische Entfernung der Nekrose ist sinnvoll, damit die entstehende saubere Wunde sekundär heilen kann. [M845]

Schmerzen. Die Sauerstoffversorgung und der Abtransport von Schlackenstoffen sind in diesem Bereich behindert. Hämatome können sich leicht entzünden und auch eine Wunddehiszenz verursachen. Kleine Hämatome werden gekühlt, große müssen u. U. operativ ausgeräumt werden. Serome sind Ansammlungen von serösem Exsudat (Lymphe, Serum) in Wundhohlräumen. Sie entstehen z. B. durch Fremdkörper, Spannungszustände oder unter Nekrosen, aber auch durch Lymphabflussbehinderungen oder Eiweißmangelzustände. Serome stellen ein günstiges Milieu zur Keimvermehrung dar, wenn sie nicht abfließen können.

- **Wunddehiszenz.** Hierunter versteht man das Auseinanderweichen von Wundrändern *(„Aufplatzen" der Wunde,* ▶ Abb. 2.1), z. B. bei zu früh entfernter Wundnaht, Infektion, Seromen oder Adipositas. Die Wunde heilt an dieser Stelle sekundär oder wird ggf. chirurgisch noch einmal verschlossen. Sie ist zusätzlich von einer Infektion bedroht.
- **Eingerissene, zerfetzte Wundränder.** Sie sind meist nicht ausreichend durchblutet. Solche Gewebebezirke stellen immer einen Nährboden für Bakterien dar.
- **Unzureichende Ruhigstellung und Druckentlastung der Wunde.** Jede Wunde, auch eine primär heilende, braucht Ruhe. Eine fehlende Ruhigstellung, zu frühe Belastung oder Druck auf die Wunde führt dazu, dass Druck und Spannung auf die Wunde kommt, die Gefahr einer Wunddehiszenz droht. Die feinen und empfindlichen Kapillaren reißen und die Wundheilung wird behindert.
- **Auskühlung der Wunde.** Sie führt zu einer Verlangsamung des Stoffwechsels und der Aktivität aller Zellen in der Wunde. Ein moderner Verband muss eine möglichst hohe und gleichmäßige

Temperatur in der Wunde gewährleisten. In Untersuchungen konnte bewiesen werden, dass eine Wunde nach einem Verbandswechsel im Durchschnitt 40 Min. braucht, um zu ihrer ursprünglichen Temperatur zurückzukehren. Es dauert dann noch weitere 3 Std., bis in der Wunde wieder Mitose (Zellteilung) und Phagozytose („Fresstätigkeit" von Abwehrzellen) beobachtet werden kann, die erst ab 28 °C beginnen können. Auch aus diesem Grund müssen Verbandswechsel möglichst selten durchgeführt werden.

- **Unangepasste Wundbehandlung.** Ein schlechtes Wundmanagement, unangepasste und überholte oder sogar schädliche Wundbehandlungsmittel (▶ 4.9) und unzureichende oder schlechte Hygiene behindern die Wundheilung. Im schlimmsten Fall können sie die Wundsituation sogar verschlechtern.
- **Traumatische Verbandswechsel.** Problematisch sind auch traumatisierende Verbandswechsel, z. B. wenn die Wundauflage mit der Wunde verklebt oder grobe mechanische Manipulationen bei der Reinigung stattfinden. Mit Beginn der Granulation ist alles zu unterlassen, was die empfindlichen Granulationszellen und Kapillaren verletzen oder zerstören könnte.
- **Schmerzen.** Wundschmerz oder Schmerzen beim Verbandswechsel führen zu einer Ausschüttung von Adrenalin und Cortisol, was zu einer Vasokonstriktion der Gefäße (Gefäßverengung) führt. Dadurch verringert sich die Durchblutung in der Wunde. Dies hat einen Sauerstoff- und Nährstoffmangel in der Wunde zur Folge. Aus diesem Grund ist ein adäquates Schmerzmanagement im Wundmanagement unabdingbar (▶ 6.6). [10]

## 2.2.2 Systemische Störfaktoren der Wundheilung

_____ Definition _____

Systemische Störfaktoren: Faktoren, die sich über oder durch den Körper auf die Wundheilung auswirken.

Nachfolgend werden die wichtigsten **systemischen Störfaktoren** erläutert:
- **Alter des Wundpatienten.** Mit zunehmendem Alter verlangsamen sich Stoffwechsel- und Zellaktivitäten. Das bedeutet, dass Wunden im Alter langsamer heilen bzw. das qualitative Ergebnis schlechter sein kann. Außerdem findet man im Alter häufig weitere Störfaktoren wie schlechter Immunstatus, Mangelernährung bzw. Flüssigkeitsdefizit oder Stoffwechselerkrankungen, z. B. Diabetes mellitus.
- **Ernährungsstatus.** Die Wundheilung ist ein intensiver Aufbauprozess, der Energie und Zellmaterial verbraucht. Eine Fehlernährung – v. a. ein Mangel an Eiweiß, Vitamin A und C, den Spurenelementen Zink und

Selen – verzögert bzw. behindert die Wundheilung. Über das Wundexsudat verliert der Körper Eiweiße und Flüssigkeit, die ersetzt werden müssen. Der Gesamtenergiebedarf in Form von Kohlenhydraten ist erhöht (▶ Kap. 7). Bei mangel- und fehlernährten Patienten kommt es deshalb häufig zu einer Störung der Wundheilung.

- **Immunstatus.** Abwehrgeschwächte Menschen – z. B. durch hohes Alter, Multimorbidität, chronische Erkrankungen, Tumoren und deren Behandlung oder Immunsuppressiva – haben ein erhöhtes Risiko für Wundinfektionen.
- **Lokale und systemische Durchblutungsstörungen.** Blut- und Flüssigkeitsverluste, Schock, Herzinsuffizienz und niedriger Blutdruck führen zur Störung der Makro- und Mikrozirkulation. Eine gute Versorgung der Wundregion mit Sauerstoff und Nährstoffen, aber auch mit Abwehrzellen, sowie der Abtransport von Schlackenstoffen sind aber die Voraussetzung für die Wundheilung. Eine periphere arterielle Verschlusskrankheit, eine chronisch venöse Insuffizienz oder Druck im Wundgebiet behindern ebenfalls die Wundheilung aus den beschriebenen Gründen.
- **Medikamente.** Von einer Vielzahl von Medikamenten ist bekannt, dass sie die Wundheilung negativ beeinflussen, z. B. Antibiotika, Antikoagulanzien (Heparin, Marcumar) Zytostatika, Diuretika, Kortikosteroide.

### Adhärenz des Wundpatienten

―――――――――――― Definition ――――――――――――

**Adhärenz** *(Adherence):* Beschreibt den Grad, in dem das Verhalten des Wundpatient mit den Empfehlungen übereinstimmt, die gemeinsam mit ihm getroffen wurden – im Gegensatz zu Compliance, bei der es um die „einseitige" Einhaltung von fachlichen Ratschlägen geht. [11]

Non-Adhärenz kann beim Wundpatienten viele Ursachen haben, sie müssen herausgefunden und nach Möglichkeit gelöst werden, denn das Nichteinhalten von notwendigen Maßnahmen kann die Wundheilung verzögern.

Chronische Wunden erfordern auch, dass der Wundpatient aktiv mitarbeitet, indem er z. B. regelmäßig Kompressionsstrümpfe oder einen Spezialschuh trägt. Je besser der Patient und seine Angehörigen informiert und beraten worden sind, umso eher werden sie im der Sinne der Wundheilung aktiv werden und gemeinsam getroffene Vereinbarungen einhalten (▶ Kap. 6).

# 3 Wundbeurteilung, Wunddokumentation und Verlaufsbeschreibung

Der Expertenstandard *Pflege von Menschen mit chronischen Wunden*, 1. Aktualisierung, legt als erstes Ergebnis (E 1) fest [6]: „Die Dokumentation enthält differenzierte Aussagen zu den Punkten:

- Mobilitäts- und andere Einschränkungen, Schmerzen, Wundgeruch, Exsudat, Ernährungsstatus, psychische Verfassung, individuelles Krankheitsverständnis, Körperbildstörungen, Ängste
- Wissen der Patienten / Bewohner und ihrer Angehörigen über Ursachen und Heilung der Wunde sowie gesundheitsbezogene Selbstmanagementkompetenzen
- Spezifische medizinische Wunddiagnose, Rezidivzahl, Wunddauer, -lokalisation, -größe, -rand, -umgebung, -grund und Entzündungszeichen."

Weitere Notwendigkeiten für eine sorgfältige **Wunddokumentation und Verlaufsbeschreibung** sind:

- Voraussetzung für die Abrechenbarkeit von Leistungen beim Kostenträger
- Rechtssicherheit, denn es gilt zunächst immer: „Was nicht dokumentiert ist, gilt als nicht gemacht!"
- Grundlage für eine koordinierte Therapie:
  - Einheitlicher Informationsstand für alle, die an der Wundbehandlung beteiligt sind
  - Sicherung der Qualität der Wundbehandlung
  - Verlaufskontrolle: Der Behandlungs- und Heilungsverlauf wird dargestellt. Stagnation der Wundheilung, Komplikationen und andere Probleme werden sichtbar, z. B. fehlende Adhärenz des Wundpatienten (▶ 2.2.2), Einschränkungen in der Lebensqualität.

## 3.1 Wundspezifisches Assessment

-------------------------- Definition --------------------------

**Assessment:** engl. für Beurteilung, Einschätzung. Standardisierte Hilfsmittel, z. B. Checklisten, Skalen, Klassifikationssysteme, welche die Einschätzung einer Situation unterstützen.
**Wundspezifisches Assessment:** Check- bzw. Kriterienliste zur Beurteilung einer Wunde.

-------------------------------------------------------------------

Es gibt viele Wunddokumentationsbögen auf dem Markt, in Papierform oder als Computer-Software.

Die Expertenarbeitsgruppe des Expertenstandards *Chronische Wunden* hat auf Grundlage internationaler Leitlinien eine Kriterienliste für ein wundspezifisches Assessment zusammengestellt. [13] Diese Kriterien können der eigenen Wunddokumentation zugrunde gelegt bzw. eine bestehende Dokumentation kann daraufhin überprüft und ergänzt werden.

## Kriterien
- **Medizinische Wunddiagnose:**
  - Grunderkrankung
  - Wundart und Schweregradeinteilung der Wunde bzw. der Grunderkrankung
  - Bisherige diagnostische und therapeutische Maßnahmen, z. B. Art und Weise der Wundversorgung, verwendete Materialien zum Verbandswechsel, bisher an der Versorgung beteiligte Berufsgruppen.

___ In der Praxis ___

Die chronischen Wunden Dekubitus, venöses und arterielles Ulkus und das diabetische Fußsyndrom lassen sich nach unterschiedlichen Klassifizierungssystemen einstufen. In der Dokumentation muss deutlich werden, welche Stadieneinteilung verwendet wird. Alle an der Wundbehandlung Beteiligten müssen die Wunde nach derselben Stadieneinteilung beschreiben.

- **Wundlokalisation:** verbal und grafisch
  - Verbal: mit fachlich korrekten Worten (z. B. „medial", „plantar")
  - Grafisch: durch Einzeichnen in eine Körperabbildung.
- **Wunddauer:** Zeit vom Auftreten der Wunde bis zur aktuellen Einschätzung. Durch die Wunddauer können auch damit verbundene Belastungen besser eingeschätzt werden.
- **Rezidivzahl:** Zu erfassen sind die Zahl der Rezidive und die rezidivfreie Zeit. Häufige Rezidive können Hinweis auf eine unzureichende Behandlung der Grunderkrankung oder eine unzureichende Prophylaxe geben.
- **Wundgröße:**
  - Größte Länge (cm) und Breite (cm) mit Orientierung nach Körperachsen
  - Tiefe (cm)
  - Taschen, Fisteln, Unterminierung mit Ausrichtung nach der Uhr.

Die Tiefe, die Fisteln und die Taschen werden mithilfe einer sterilen Pinzette, einer Knopfkanüle, eines Watteträgers oder eines Messstäbchens mit Maßeinheit (z. B. Visitrak® Depth, Fa. Smith & Nephew) bestimmt. Die Wundausrichtung, z. B. auch einer Fistel, wird anlog der Uhrzeiten angegeben (▶ Abb. 3.1).

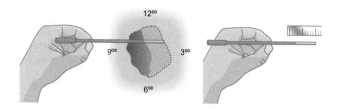

Abb. 3.1 **Ausmessen einer Wunde.** Die Unterminierung/Wundtasche wird mithilfe eines sterilen Watteträgers und eines Lineals gemessen (alternativ sterile Knopfkanüle, Spülkatheter, spezielle skalierte Messsonde) sowie mithilfe der „Uhrzeit" angegeben: Unterminierung von 2 cm zwischen 12 und 6 Uhr. [L138]

- **Wundgrund bzw. häufigste Gewebeart:** Die Beschreibung des Wundgrundes erfolgt durch die Angabe der Gewebearten, welche die Wunde dominieren, z. B. Granulations-, Fibrin-, Epithelgewebe, Nekrose, Muskel, Faszie, Sehne, Knochen oder Fettgewebe. Farbenmodelle zur Gewebetypisierung werden von den Experten nicht empfohlen, da sie zur differenzierten Beschreibung der unterschiedlichen Gewebearten nicht geeignet sind.
- **Exsudat bzw. Transsudat:**
  - Quantität, z. B. kein, wenig, mittel oder viel. Da keine praktikablen Messinstrumente existieren, wird empfohlen, die Menge frei zu formulieren, z. B. auch mit der Häufigkeit der Verbandswechsel und der Anzahl der durchnässten Kompressen. Art und Menge des Exsudats können Rückschlüsse auf den Keimstatus geben. Viel Exsudat und häufige Verbandswechsel stellen auch eine große Belastung für den Wundpatienten dar.
  - Qualität, z. B. trübe, serös oder blutig.
- **Wundgeruch:** Ja / Nein. Da es hierfür keine Messinstrumente gibt, muss der Wundgeruch frei beschrieben werden. Auch er erlaubt Rückschlüsse auf die Keimsituation in der Wunde und die Belastung des Betroffenen.
- **Wundrand,** z. B. intakt, nekrotisch, unterminiert, wulstig oder mazeriert (▶ Abb. 3.2). Der Wundrand ist der Übergang von der Wunde zur intakten Haut. Der Zustand des Wundrandes erlaubt Rückschlüsse auf Wundheilungsstörungen, denn die Epithelisierung geht vom Wundrand aus.
- **Wundumgebung,** z. B. Rötung, blasse Haut, Schwellung, Mazeration, trockene Haut, kalte oder warme Haut. Die Wundumgebung ist die unmittelbare Umgebung des Wundrandes. Das Aussehen der Wundumgebung (▶ Abb. 3.2) erlaubt u. a. Rückschlüsse auf Infektionen, allergische Reaktionen oder mangelnde Druckentlastung.

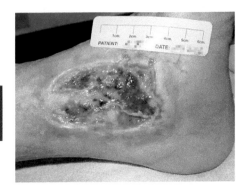

Abb. 3.2 **Venöses Ulkus.** Die Wunde ist fast sauber, zeigt Granulationsgewebe. Allerdings ist der Wundrand mazeriert durch fehlenden Hautschutz (▶ 4.4.3), seltene Verbandswechsel oder ungeeignetes Verbandmaterial. Die Wundumgebung ist großflächig gerötet, z. B. durch eine allergische Reaktion auf Hautpflegeprodukte oder Verbandmaterial. [V330]

- **Infektionszeichen:** Infektionen werden anhand der klassischen Entzündungszeichen (Rötung, Schwellung, Schmerz, Überwärmung und Funktionseinschränkung) und anhand der Exsudatmenge und des Geruches abgeleitet.

—————————————— In der Praxis ——————————————

Die Beschreibung und Behandlung chronischer Wunden setzt **spezialisiertes Wissen** voraus. Dieses Wissen wird in der Regel nicht im Rahmen der pflegerischen Grundausbildungen erworben. Aus diesem Grund braucht jede Einrichtung im Gesundheitswesen einen Wundexperten (▶ Kap. 9), der bei der pflegerischen Wundanamnese und der Wundbehandlung hinzugezogen wird. [15]

## 3.2 Einschätzung der wund- und therapiebedingten Einschränkungen und der Selbstmanagementfähigkeiten des Patienten

Jede chronische Wunde und deren Therapie ist mit körperlichen Beschwerden sowie einer Einschränkung der Selbstständigkeit und des sozialen Lebens verbunden, die auch Angehörige von Wundpatienten belasten. Am meisten leiden die Betroffenen unter Schmerzen, Wundgeruch, Wundexsudat und unter Bewegungseinschränkungen. Dazu kommen häufig Schlafstörungen, Energiemangel und eine Schwellung der Beine. Die Wundtherapie nimmt meistens viel Zeit in Anspruch – Zeit, die nicht anderweitig verplant werden kann. Der Verband bzw. der Kompressionsverband beeinflussen die Kleidungs- und Schuhwahl. Das Selbstwertgefühl und das Körperbild leiden stark, die Betroffenen ziehen sich oft aus dem sozialen Leben zurück.

Wundpatienten fühlen sich vom therapeutischen Team häufig auf ihre Wunde reduziert. Sie erleben, dass Arzt und Pflegefachperson oft nur wenig oder kein Interesse an der Lebenssituation und den begleitenden Symptomen haben. Wundpatienten möchten nicht nur eine fachkundige Versorgung der Wunde, sie wollen ganzheitlich mit allen Beschwerden wahrgenommen werden, Trost erfahren und mit in die Versorgung eingebunden werden.

Die Heilung einer chronischen Wunde und die Rezidivprophylaxe sind nur durch die Zusammenarbeit mit dem Wundpatienten selbst und seinen Angehörigen zu erreichen. Patienten, die als „non-adhärent" (▶ 2.2.2) gelten, missachten die Verordnungen meist nicht wegen mangelnder Auffassungsgabe oder mangelndem Kooperationswillen, sondern weil sie den Sinn der Maßnahmen nicht verstehen oder ganz falsche Vorstellungen von der Wundbehandlung und -heilung haben.

Für Pflegefachpersonen ist es deshalb wichtig, das Wissen und die Selbstmanagementfähigkeiten des Patienten in Erfahrung zu bringen und – abhängig davon – bedürfnisorientierte Schulungen und Anleitungen durchzuführen.

Im Expertenstandard *Pflege von Patienten mit chronischen Wunden* gibt es dafür eine Kriterienliste. [15] Mit dieser kann jede Einrichtung einen individuellen Einschätzungsbogen erstellen, der bei Bedarf und auf Wunsch durch weitere Kriterien ergänzt werden kann. Die Einrichtung legt in der Verfahrensanweisung zum Expertenstandard fest, von wem und in welchen Abständen diese Einschätzung durchgeführt werden soll.

## Kriterien

- **Patienten- bzw. Angehörigenwissen:**
  - Zur Ursache der Wunde
  - Zur Heilung der Wunde und Vorstellung zur Wundheilungszeit
  - Zu Symptomen, z.B. Geruch, Exsudat, Juckreiz
  - Zur Bedeutung spezieller Maßnahmen, z.B. Druckentlastung, Bewegung, Kompression.
- **Wund- und therapiebedingte Einschränkungen:**
  - Mobilitäts- und Aktivitätseinschränkungen
  - Schmerzen (Stärke, Schmerzqualität, Häufigkeit und Dauer, Situationen, die mit Schmerzen einhergehen, Schmerzort, Erfahrungen mit Maßnahmen zur Verbesserung der Schmerzen)
  - Abhängigkeit von professioneller Hilfe
  - Schlafstörungen
  - Jucken und Schwellungen der Beine
  - Schwierigkeiten bei der Kleidungs- und Schuhwahl
  - Schwierigkeiten bei der Aufrechterhaltung der persönlichen Hygiene

- – Psychosoziale Aspekte, z. B. Isolation, Machtlosigkeit, Energiemangel, Sorgen, Frustration, Mangel an Selbstwertgefühl, Hilflosigkeit, Hoffnungslosigkeit, Trauer, Depression, Gefühl des Kontrollverlustes.
- **Vorhandene wundbezogene Hilfsmittel,** z. B. Kompressionsstrümpfe, Orthesen, druckreduzierende Matratzen
- **Selbstmanagementfähigkeiten von Patienten bzw. Angehörigen:**
  - – Zum Umgang mit Einschränkungen
  - – Zur Wunde und zum Verbandswechsel, z. B. Wundgeruch, Schmerzen beim Verbandswechsel
  - – Zum Erhalt von Alltagsaktivitäten, z. B. Einkaufen, Hobbys, Spazierengehen
  - – Zu krankheitsspezifischen Maßnahmen (▶ Kap. 6):
    - – Entstauende Maßnahmen: Kompression, Umgang mit Kompressionsstrümpfen, Aktivierung des Sprunggelenks und der Muskelpumpe, Hochlegen der Beine
    - – Fußpflege und -inspektion
    - – Präventive Maßnahmen bei diabetischem Fußsyndrom, z. B. Fußpflege, Umgang mit Schuhen
    - – Druckentlastung der Wunde mit Hilfsmitteln, z. B. Orthesen, Matratzen, Kissen, durch Bewegungsförderung und Umpositionierung
    - – Hautschutz und -pflege
    - – Ernährung, Gewichtsreduktion, z. B. Nahrungsbeschaffung, Ernährungsgewohnheiten
    - – Blutzuckereinstellung
    - – Raucherentwöhnung.

**LESE- UND SURFTIPP**

- Deutsches Netzwerk für Qualitätsentwicklung in der Pflege. Expertenstandard *Pflege von Menschen mit chronischen Wunden.* 1. Akt. Stand 2015. www.dnqp.de
- Initiative Chronische Wunden (ICW) e. V. www.icwunden.de

## 3.3 Fotografieren der Wunde

**In der Praxis**

Die Dokumentation durch ein Foto wird in einigen Leitlinien und juristischen Urteilen gefordert. Sie ist allerdings **kein Ersatz für die schriftliche Dokumentation,** da die Dreidimensionalität von Wunden, Unterminierungen und Fisteln sowie die Farbe nur mangelhaft dargestellt werden können. Vorteile der Wundfotografie sind die kontaktarme Befundung der Wunde und eine visualisierte Nachvollziehbarkeit des Wundverlaufs, z. B. auch für den Wundpatienten und seine Angehörigen.

Aktuell gibt es schon Kameras, die mit einer speziellen Software dreidimensionale Fotos anfertigen, die allerdings sehr teuer sind.

Das regelmäßige **Fotografieren der Wunde** ergänzt die schriftliche Wunddokumentation. Damit die Fotos verwertbar sind, müssen bestimmte Aspekte beachtet werden:

- Aufklärung und Information des Patienten über die Fotoerstellung und den Verbleib. Einholen der Zustimmung des Patienten oder gesetzlichen Betreuers (§ 201a StGB „Verletzung des höchstpersönlichen Lebensbereichs durch Bildaufnahmen"). Die Fotos – wie auch die Wunddokumentation – müssen 30 Jahre aufbewahrt werden (BGB § 630 f.: 10 Jahre; BGB § 199 Abs. 2 Klagefrist für Verletzungen von Körper und Gesundheit: 30 Jahre).
- Das Foto muss dem jeweiligen Patienten eindeutig zuordenbar sein: Erstellungsdatum, Vor- und Nachname, Geburtsdatum (auf Papierlineal schreiben oder Patientenetikett an die Wunde anlegen).
- Um die Wundgröße deutlich zu machen: Einmalmaßband bzw. Papierlineal in Wundnähe anlegen, ggf. Angabe der Körperregion bzw. -seite.
- Foto immer erst nach der Wundreinigung erstellen, außer wenn besondere Auffälligkeiten, z. B. Wundexsudat im Verbandmaterial, festgehalten werden sollen.
- Für eine kontrastreiche Unterlage sorgen, z. B. grünes OP-Tuch, einfarbiges Handtuch.
- Schattenbildung vermeiden.
- Auf gleiche Lichtverhältnisse bzw. Tageszeit wie bei vorangegangenen Aufnahmen achten, bei Bedarf mit Blitz (mit und ohne Blitz ausprobieren, besseres Foto auswählen).
- Patient liegt / sitzt immer in der gleichen Position.
- Auf gleichen Abstand, Winkel (parallel zum Aufnahmepunkt) und gleiche Position des Patienten wie bei vorangegangenen Aufnahmen achten, nach Ersterstellung diese Angaben in der Akte vermerken. Der Abstand sollte mind. 50 cm betragen.
- Mit Makrofunktion fotografieren.
- Die Wunde sollte mind. ein Drittel des Fotos einnehmen. [10]

_____ **In der Praxis** _____

Eine Fotodokumentation empfiehlt sich bei chronischen Wunden spätestens alle 4 Wochen oder wenn eine gravierende Veränderung erfolgt ist.

Die Einrichtung im Gesundheitswesen sollte eine Verfahrensanweisung für die Wundfoto-Erstellung haben, die auch die notwendigen Kriterien beschreibt.

Technische Voraussetzungen der digitalen Kamera: [10]

- Digitalkamera mit Blitz- und Makrofunktion (3 Mio. Pixel sind ausreichend), auf ausreichende Bildschärfe sowohl der Wunde als auch der Umgebung achten; Nutzung von Makro- oder Automatikfokus
- Großes Display
- Automatische Datum- und Zeiterfassung
- Ausreichend große Speicherkarte
- Computer mit Archivierungssoftware mit Suchfunktion, Kamera-Anschlussmöglichkeit (z. B. über USB-Kabel), Farbdrucker und Fotopapier. Um nachträgliche Veränderungen nachvollziehen zu können, muss die Software über eine Kontrollmöglichkeit verfügen.

_____ **In der Praxis** _____

Smartphones sind zum Fotografieren grundsätzlich möglich. Die Fotos müssen zeitnah in einem Computer abgespeichert und dann vom Smartphone gelöscht werden. Die Nutzung von privaten Smartphones ist aus Datenschutzgründen nicht zulässig.

# 4 Wundauflagen und weitere Produkte zur Wundbehandlung

## 4.1 Lösungen zur Wundspülung

────────────────── Definition ──────────────────

**Wundspüllösungen:** Flüssigkeiten, die in Verbindung mit einer mechanischen Reinigung Fremdkörper, Erreger, Biofilm, Beläge und Gewebereste aus der Wunde entfernen sollen.

─────────────────────────────────────────────────

Zum Reinigen und Entfernen von Wundbelägen, Biofilm und zur Desinfektion *(Beseitigung / Abtötung von Mikroorganismen)* wird im Wundmanagement zwischen Wundspülungen ohne antiseptische Wirkung, Wundspülungen mit antiseptischen Inhaltsstoffen *(konservierte Wundspüllösungen)* und den Wundantiseptika (▶ 4.2) unterschieden. Jedoch sollten alle drei Arten der **Wundspüllösungen** gewisse Eigenschaften erfüllen. Sie sollen:

- Steril sein
- Physiologisch sein
- Keine Schmerzen oder Allergien verursachen
- Wundheilung nicht hemmen, nicht zelltoxisch wirken
- Lange Remanenz *(Wirkdauer)* haben
- Farblos sein
- Nicht resorbierbar sein
- Erwärmbar sein.

## 4.1.1 Wundspüllösungen ohne antiseptische Wirkung

Diese Eigenschaften erfüllen die **physiologische Kochsalzlösung** *(NaCl 0,9 %)* und die **Ringer-Lösung.** Die Ringer-Lösung enthält neben Natrium und Chlorid noch die Elektrolyte Kalium und Kalzium. Beide Lösungen sind nach heutigem Wissensstand gleichermaßen zur Reinigung und Spülung der Wunde geeignet. Bei längerer Spüldauer oder Dauerbenetzung (zum Ablösen von Belägen) kann Ringer-Lösung einer Elektrolytverschiebung in der Wunde eher vorbeugen.

Da beide Lösungen keine Konservierungsstoffe enthalten, müssen Reste verworfen werden. Sterile Kochsalzlösung aus der Dose zum Sprühen (z. B. von der Fa. Urgo) darf nach Herstellerangaben i. d. R. bis zum völligen Aufbrauchen verwendet werden. [10]

## 4.1.2 Konservierte Wundspüllösungen

Es gibt **konservierte Wundspüllösungen,** die antiseptische Inhaltsstoffe enthalten, wodurch sich die Verwendbarkeit nach der Öffnung verlängert (immer nach Herstellerangaben).

Die Hauptwirkung von Kochsalz- und Ringer-Lösung wie auch von konservierten Wundspüllösungen beruht auf dem physikalischen Entfernen von Wundbelägen und Biofilm, dabei werden natürlich auch Erreger mit entfernt. Zudem sollen sie ein Keimwachstum in durchfeuchteten Verbänden verhindern.

Diese Lösungen gibt es meist auch in Gel- oder Sprühform, was manchmal das Handling einfacher macht.

Bekannte antiseptische Substanzen in Wundspüllösungen sind

- Polihexanid *(PHMB,* z. B. in Prontosan® Wundspülung, Wound Spray (B. Braun), Lavasorb® Wundspüllösung (Fresenius Kabi), Lavanid® 1, 2 Wundspülung (SERAG-WIESSNER))
- Octenidindihydrochlorid *(Octenidin),* z. B. in Octinilin® Wundspülung (Schülke & Mayr). [10]

Weitere Konservierungsstoffe sind Natriumhypochlorit (*NaClO,* z. B. in Lavanox®) und Hypochlorsäure (*HOCl,* z. B. Veriforte® med).

Hypochlorsäure *(HOCl)* ist ein Bestandteil des menschlichen Immunsystems. Sie wird in den weißen Blutkörperchen gebildet, bekämpft Viren und Bakterien im Körper. Als Inhaltsstoff in einer Wundspüllösung soll sie die Zellwände von Mikroorganismen angreifen und nachhaltig zerstören. Hypochlorithaltige Lösungen binden auch Gerüche. Die Wundspülung Granudacyn® (SastoMed) enthält NaClO und HOCl.

Weitere Wundspüllösungen auf dem Markt unterstützen die Ablösung von Belägen und die Reduktion von Mikroorganismen auf Basis von ionisiertem Meerwasser, aktiviertem Sauerstoff, saurem pH-Wert oder über ein osmotisches Gefälle (Wasser dringt in die Bakterienzelle, diese platzt und geht zugrunde), z. B.

- ActiMaris® (Chemomedica): ionisierte Meerwasser, reaktiver Sauerstoff
- Flamirins® Wundspülung (Flen Pharma): saurer pH-Wert
- KerraSol™ Wundspüllösung, Spray (Crawford Healthcare): osmotische Wirkung auf Wasser- und Salzbasis
- Microdacyn®: hypotone Salzlösung (osmotisches Wirkung), aktivierter Sauerstoff.

―――――――――――― **In der Praxis** ――――――――――――

Wenn die antiseptischen Substanzen nur als Konservierungsmittel in der Wundspüllösung deklariert sind, handelt es sich um ein Medizinprodukt, da die physikalische Wirkung im Vordergrund steht (auch wenn antiseptische Wirkungen nachweisbar sind). Sie haben dann keine Indikation für infizierte Wunden (▶ 1.4.4).

Bei Wundantiseptika steht die keimabtötende Wirkung im Vordergrund (▶ 4.2). Aufgrund des pharmakologischen Effekts handelt es sich um Arzneimittel.

## 4.1.3 Leitungswasser: Pro und Contra

Immer wieder ordnen Ärzte das Ausduschen oder Auswaschen einer Wunde mit **Leitungswasser** an. Ohne Frage können große Wunden so effektiv, schnell und kostengünstig gereinigt werden. Aber ist das hygienisch unbedenklich?

In Deutschland hat Trinkwasser eine sehr gute Qualität, die von den Wasserwerken untersucht und garantiert wird. Trinkwasser ist aber nicht keimfrei! Keime im Wasser stellen ein Infektionsrisiko für die Wunde dar. Zusätzliche Hygienerisiken ergeben sich durch mit Biofilm belastete Wasserleitungen in Häusern sowie verkalkte und verkeimte Duschköpfe und Wasserhähne. Außerdem besteht durch das Ausduschen von Wunden die Gefahr der Keimverschleppung in die Umgebung. Selten findet – v. a. in der häuslichen Umgebung – eine adäquate Reinigung der Duschwanne und -wände im Anschluss statt.

Die Kommission für Krankenhaushygiene und Infektionsprävention am Robert Koch-Institut formuliert in der Empfehlung *Infektionsprävention in Heimen*: „Zum Spülen von Wunden dürfen nur sterile Lösungen verwendet werden. Leitungswasser ist nicht frei von Keimen." Auch die Initiative Chronischen Wunden *(ICW e. V.)* lehnt das Ausduschen von Wunden mit Leitungswasser ab. [11]

Das Ausduschen einer Wunde ist mit einem speziellen Duschfilter, einem sog. 0,2 μm-Wassersterilfilter möglich, der auf den Duschschlauch aufgeschraubt wird und Wasserkeime zurückhalten kann. Der Duschfilter muss nach Herstellerangaben gereinigt bzw. desinfiziert werden, damit von ihm keine Gefahr ausgeht.

——————— **In der Praxis** ———————

Wundbäder, auch mit einem zugegebenen Antiseptikum, sind aus verschiedensten Gründen abzulehnen, sie sind nicht mehr zeitgemäß. [10]

**LESE- UND SURFTIPP**

- Kommission für Krankenhaushygiene und Infektionsprävention am Robert Koch-Institut. Infektionsprävention in Heimen. Stand 2005. Aus: www.rki.de/DE/Content/Infekt/Krankenhaushygiene/ Kommission/Downloads/Heimp_Rili.pdf?__blob=publicationFile
- Einsatz von endständigen Wasserfiltern in der modernen Wundversorgung. In: WUNDManagement 2018; 12(2). S. 106–109. www.werner-sellmer.de/files/Wundmanagement-Protz_Sellmer-Wasserfilter.pdf

## 4.2 Wundantiseptika

————————————— Definition —————————————

**Wundantiseptika:** Spezifische Substanzen, die Mikroorganismen auf oder in lebenden Geweben eindämmen oder zerstören können. Antiseptika sind nicht spezifisch (im Gegensatz zu Antibiotika), d. h., sie haben ein breites Wirkungsspektrum gegen eine Vielzahl von Mikroorganismen (u. a. Bakterien, Viren, Pilze, Sporen). Da bei Wundantiseptika die pharmakologische Wirkung im Vordergrund steht, handelt es sich um Arzneimittel.

Eine geringgradige mikrobielle Besiedelung (Kontamination, ▶ 1.4.2) ist praktisch bei jeder Wunde vorhanden. Eine solche Besiedelung ist für die Wundheilung in der Regel irrelevant. Anders sieht es bei kolonisierten (▶ 1.4.3) oder infizierten Wunden (▶ 1.4.4) aus. Hierbei gilt Folgendes:

- Solange eine Wunde kolonisiert ist, kann sich eine Infektion entwickeln
- Eine Infektion verzögert bzw. behindert die Wundheilung
- Aus einer Infektion kann sich eine Sepsis entwickeln, die das Leben des Patienten bedroht
- Ohne Entfernung von Verunreinigungen und ggf. chirurgische Débridement kann das Wundantiseptikum nicht ausreichend wirken
- Eine Wunde, die mit multiresistenten Keimen kolonisiert ist, muss saniert werden, um eine Weiterverbreitung (z. B. auf andere Patienten oder schutzbedürftige Personen im Lebensumfeld des Betroffenen) zu verhindern. [12], [13]

————————————— In der Praxis —————————————

**Wundantiseptika** dürfen nur nach sorgfältiger Indikationsstellung zum Einsatz kommen. Sie sind nicht für die Daueranwendung bestimmt und werden zeitlich begrenzt (Faustregel 14 Tage) eingesetzt:

- Zur Prophylaxe einer Infektion bei akuten infektionsgefährdeten Wunden (z. B. Bisswunde, verschmutzte Verletzungswunde)
- Zur Prophylaxe postoperativer Wundinfektionen (*Surgical Site Infections, SSI*)
- Zur Infektionsprävention bei Verbrennungswunden > 15 % KOF (▶ 1.2.1)
- Zur Dekolonisation bei mit MRSA (ggf. auch bei anderen multiresistenten Erregern) kolonisierten Wunden
- Zur Therapie von kritisch kolonisierten und infizierten Wunden
- Zur Vorbereitung des Débridements oder der Wundreinigung im ambulanten Bereich. [12], [13]

Bei der Keimbesiedelung von Wunden ist zwischen **primärer** (▶ 4.2.2) und **sekundärer Besiedelung** (▶ 4.2.3) bzw. **Infektion** zu unterscheiden. Alle traumatisch bedingten Wunden, v. a. Biss- und Stichwunden, sind primär besiedelt und infektionsgefährdet, weil bei der Wundentstehung Keime in die Wunde gelangt sind. Von einer sekundären Keimbesiedelung bzw. Infektion spricht man bei chronischen Wunden und sekundär heilenden akuten Wunden und Verbrennungswunden. Besonders infektionsgefährdet sind auch Wunden mit einer schlechten Durchblutung, z. B. arterielle Ulzerationen.

## 4.2.1 Einsatz von Antiseptika aufgrund der Keimbesiedelung

Die Unterscheidung von Wunden nach ihrer Keimbesiedelung (▶ 1.4) ermöglicht prinzipielle Aussagen zum **Einsatz von Antiseptika** (▶ Tab. 4.1). Natürlich muss bei deren Einsatz immer die individuelle Patientensituation berücksichtigt werden. Zur Abschätzung des Infektionsrisikos kann der *Wound of Risk Score* angewendet werden. Erreicht der Score 3 Punkte ist eine antiseptische Behandlung gerechtfertigt. [13]

## 4.2.2 Kurzzeitige Antiseptik bei primärer Keimbesiedelung

Bei kleineren traumatisch bedingten Wunden, sog. Bagatellverletzungen, ist eine einmalige Reinigung und Antiseptik in der Regel ausreichend. Bei größeren Wunden, die mit Weichteilverletzungen einhergehen, kann eine 2–3-tägige antiseptische Behandlung sinnvoll sein.

**Tab. 4.1 Grundsätzliche Empfehlungen zur Antiseptik aufgrund der Keimbesiedelung von Wunden. [12]**

| | |
|---|---|
| **Aseptisch entstandene Wunde** | Ab dem 2. postoperativen Tag ist keine Antiseptik mehr notwendig |
| **Kontaminierte Wunde** | Wundreinigung-/spülung ist ausreichend |
| **Kolonisierte Wunde** | Keine Antiseptik notwendig, außer beim Nachweis multiresistenter Keime, Wundreinigung-/spülung ausreichend |
| **Kritisch kolonisierte Wunde und akute infektionsgefährdete Wunde** (z. B. Biss- und Stichwunde) | Antiseptik ist notwendig |
| **Infizierte Wunde** | Therapeutische Antiseptik bis zum Abklingen der Entzündungszeichen und ggf. systemische Gabe eines Antibiotikums |

Bei einer klinisch manifesten Infektion in einer akuten Wunde wird die Antiseptik so lange fortgeführt, bis keine Infektionszeichen mehr vorliegen, in der Regel nicht länger als 2–6 Tage. [12]

## Wirkstoffe für kurzzeitige Antiseptik

Für die **kurzzeitige Antiseptik** stehen folgende Wirkstoffe zur Verfügung.

### Povidon-Iod

**Povidon-Iod** *(PVP-Iod)* wirkt zuverlässig und rasch (nach 1–2 Min.) gegen eine Vielzahl von Mikroorganismen. Die Wirkung hält etwa so lange an, bis die Entfärbung des Produkts anzeigt, dass das Iod aufgebraucht ist. Durch einen sog. Eiweißfehler lässt die Wirkung von PVP-Iod in Verbindung mit Blut und Exsudat schnell nach. Schmerzen treten bei der Anwendung in der Regel nicht auf. Die Wunde kann sich verfärben, was eine Wundbeobachtung erschwert.

Povidon-Iod wird aktuell für Biss-, Stich- und Schusswunden empfohlen, bei Kontraindikation Octenidin / Phenoxyethanol. PVP-Iod ist auch bei akuten verschmutzten Weichteilverletzungen empfohlen. [12], [13]

PVP-Iod gibt es als Lösung, als Salbe und als Salbengaze. Antiseptika auf Povidon-Iod-Basis dürfen nicht bei Schilddrüsenüberfunktion und Überempfindlichkeit gegen Iod angewendet werden. In der Schwangerschaft und Stillzeit und bei Kindern unter 6 Monaten sollte PVP-Iod nur nach sorgfältiger Indikationsstellung angewendet werden. Nachteilig ist, dass es auffällige Flecken in Textilien hinterlässt.

### Octenidin(dihydrochlorid) / Phenoxyethanol

**Octenidin(dihydrochlorid) / Phenoxyethanol** (in Octenisept®) besitzt eine mikrobizide Wirkung gegen Bakterien und Pilze, allerdings nicht gegen Sporen und Protozoen. Die Wirkung tritt nach etwa 30 Sek. bis 1 Min. ein. Bei Candida albicans-Befall muss die Wirkwirkzeit 2 Min. betragen. Es ist gut verträglich. Die farblose Lösung kann auf die Haut, die Schleimhaut und die Wunde aufgesprüht oder aufgetragen werden. Bei Fistelungen und Unterminierung können auch getränkte Kompressen oder Tamponaden eingelegt werden.

Octenidin / Phenoxyethanol ist als Gel für Verbrennungswunden geeignet und kann im Rahmen einer Vakuumversiegelung eingesetzt werden.

Gefahren bzw. Kontraindikationen: Beim Einbringen unter Druck in Taschen oder Fisteln bei denen eine Abflussmöglichkeit fehlt, kann es zur Gewebenekrose kommen. Nicht anwendbar in der Peritonealhöhle und an knorpeligen Strukturen. [12], [13]

### Natriumhypochlorit / hypochlorige Säure

**Natriumhypochlorit / hypochlorige Säure** *(OCl)* ist eine Kombination aus NaOCl und HOCl (▶ 4.1.3) und eine kostengünstige ökologische Neuentwicklung eines Antiseptikums. Es übertrifft im Wirkungseintritt PVP-Iod, Octenidin und Polihexanid bei gleichzeitig guter Verträglichkeit und bis jetzt ohne Hinweis auf toxische Risiken.

**Polihexanid**

Polihexanid (▶ 4.2.3) kann postoperative Wundinfektionen senken, wenn intraoperativ vor dem Wundverschluss die Wunde gespült wird.
Möglich sind auch mit Polihexanid getränkte Wundauflagen auf der OP-Wunde oder an Eintrittsstellen des Fixateur externe. [13]

## 4.2.3 Wiederholte Antiseptik bei chronischen Wunden

Ziel einer **wiederholten Antiseptik bei chronischen Wunden** ist, den Kreislauf aus Kolonisation, Infektion, Rekolonisation, Reinfektion und Wundheilungsverzögerung zu unterbrechen, der bei vielen chronischen Wunden zu beobachten ist. [18]

─────────── In der Praxis ───────────

Vor antiseptischen Interventionen sollen immer Maßnahmen zur Entfernung von Nekrosen und Belägen ergriffen werden. Diese stellen ein Keimreservoir dar und verhindern die volle Wirksamkeit eines Antiseptikums.

### Wirkstoffe für wiederholte Antiseptik

Für chronische Wunden kann das Wirkspektrum auf grampositive und gramnegative Bakterien beschränkt werden. Die Wirkstoffe dürfen keine Resistenzentwicklung zeigen und die Wundheilung nicht stören.

### Polihexanid

**Polihexanid** (*Polihexamethylenbiguanid: PHMB*) hat eine breite mikrobizide Wirkung, wirkt aber nicht gegen Viren und Sporen. Es ist sehr gut gewebeverträglich und kann klinisch offensichtlich die Wundheilung fördern. Es hat einen geringen Eiweißfehler, d. h. es wird kaum inaktiviert durch Exsudat und Blut. Deshalb ist es das Mittel der ersten Wahl bei allen schlecht heilenden infizierten chronischen Wunden und Verbrennungswunden. Es kann den Biofilm (▶ 1.4.3) und die Fibrinbildung reduzieren. Es kann auch effektiv gegen MRSA und VRE und ist somit für alle kritisch kolonisierten Wunden geeignet sein. Allerdings tritt die Wirkung erst nach 10–20 Min. ein, abhängig von der Konzentration. Bei der Anwendung muss diese lange Einwirkzeit, z. B. durch das Auflegen von feuchten Kompressen, beachtet werden. Polihexanid wird in Konzentrationen von 0,01 %, 0,02 % und 0,04 % angewendet. [13]
Polihexanid wird in unterschiedlichen Produkten und bei verschiedenen Indikationen angewendet: [14]

* **Antiseptikum:** flüssig oder als Gelzubereitung, z. B. als Serasept® 1 und 2 (SERAG-WIESSNER), Prontosan® C (B. Braun) hydrophiles Polihexanid-Gel als Rezeptur aus der Apotheke
* **Wundspüllösung** (▶ 4.1)

- **Hydrogel** zur Wundreinigung und zum Feuchthalten der Wunde (z. B. Prontosan® Wound Gel, Lavanid® Wundgel)
- **Imprägnierte Baumwolle** zur Wundauflage oder Tamponade (z. B. Kerlix® A. M. D.)
- **Feuchtigkeitsregulierende polihexanidhaltige Wundauflage** (Suprasorb® X + PHMB).

─────────────── **In der Praxis** ───────────────

Polihexanid gibt es als Grundstoff (Konzentrat), mit dem Apotheken Rezepturen herstellen können oder als Wirkstoff in gebrauchsfertigen Produkten.
Die Deklarierung der Hersteller bzw. der Apotheke ist zu beachten! Wurde das Produkt als Antiseptikum gekennzeichnet, als Wundspüllösung oder zum Reinigen und Feuchthalten der Wunde (bei den beiden letzten Fällen ist Polihexanid nur der Konservierungsstoff)?

## Octenidin(dihydrochlorid) / Phenoxyethanol

**Octenidin / Phenoxyethanol** (▶ 4.2.2) ist ebenfalls geeignet für Wunden, die mit multiresistenten Erregern kontaminiert oder infiziert sind. [13]

─────────────── **In der Praxis** ───────────────

**Unzeitgemäße Antiseptika**
Lt. Konsensusempfehlung zur Wundantiseptik gelten folgende Antiseptika als unzeitgemäß: Wasserstoffperoxid, Ethacrindinlaktat (Rivanol®), Chlorhexitidin, Chinolinole, Nitrofural, Farbstoffe, quecksilberorganische Verbindungen, lokale Applikation von Antibiotika (▶ 4.9). [13]

## 4.2.4  Wundspüllösungen richtig anwenden

- Wundspüllösung auf Körpertemperatur anwärmen, z. B. im Wasserbad, unter warmem fließendem Wasser oder in einem Wärmeschrank. Das Anwärmen kann zusätzliche Schmerzen vermeiden. Außerdem wird eine Auskühlung der Wunde vermieden, durch die es zu einer Verzögerung der Wundheilung kommt (▶ 2.2.1)

─────────────── **In der Praxis** ───────────────

Wundspüllösungen nicht in der Mikrowelle erwärmen! Die Flüssigkeit wird ungleichmäßig erhitzt und die tatsächliche Temperatur kann nur schwer eingeschätzt werden.

- Lösung in eine sterile Spritze aufziehen. Bei oberflächlichen Wunden kann die Lösung auch direkt aus dem Behälter über die Wunde gegeben werden.
- Fisteln und Unterminierungen mithilfe einer aufgesetzten Knopfkanüle oder eines kurzen Einmalkatheters spülen. Vorsicht mit Octenidin (▶ 4.2.2).
- Alternativ sterile Kompressen mit der Wundspüllösung satt tränken und die Wunde vorsichtig auswischen bzw. feuchte Kompresse auf die Wunde auflegen und belassen.

## 4.3 Débridement

_____ **Definition** _____

**Débridement:** „Wundtoilette", Wundreinigung. Entfernung von Nekrosen und Belägen *(avitales Gewebe)* und / oder Fremdkörper, die einen guten Nährboden für Bakterien darstellen und auch die Wundheilung und die Neubildung von Gewebe verhindern.

**4**

Die **Wundreinigung** ist eine zentrale Maßnahme und die Voraussetzung für die Wundheilung. Sie hat die Förderung des Wundheilungsprozesses durch Maßnahmen zur Entfernung von Bakterien, Zelltrümmern, Nekrosen, überschüssigem Exsudat, Fremdkörpern oder eines Biofilms aus der Wunde zum Ziel.
Es gibt verschiedene Möglichkeiten des Débridements.

### 4.3.1 Chirurgisches Débridement

Beim **chirurgischen Débridement** erfolgt die Entfernung von avitalem Gewebe oder eine Eröffnung von Wundtaschen durch den Arzt, z.B. mit Skalpell und Pinzette oder einer Ringkürette. Alternativ kann ein sog. Wasserstrahl-Skalpell *(gebündelte Hochdruck-Wasserstrahlen)* angewendet werden. Diese Methoden sind aktive radikale, mechanische Verfahren zum Entfernen von abgestorbenem Gewebe und die schnellste Art der Wundreinigung, besonders bei Nekrosen.
Größere Débridements finden im OP statt. Abhängig von der Situation erhält der Patient eine lokale bzw. systemische Analgesie oder eine Kurznarkose.

### 4.3.2 Mechanisches Débridement

Beim **mechanischen Débridement** werden aktiv Zelltrümmer, Beläge und Verbandrückstände mithilfe steriler Kompressen, einer Spritze, einer Knopfkanüle oder eines Spülkatheters aus der Wunde herausgewischt oder -gespült.

Der Fachhandel stellt neben Mull- und Vlieskompressen auch spezielle Kompressen und Reinigungstücher zur Verfügung, die die mechanische Wundreinigung leichter machen sollen, z. B.:

- Viskosetuch UCS™ Débridement mit Aloe vera, Allantoin und Poloxamer getränkt (Medi)
- Débrisoft® Pad, Lolly (Lohmann & Rauscher)
- Prontosan® Débriment Pad (B. Braun)
- UrgoClean® (URGO).

Diese Produkte haben eine reinigende Oberfläche und darüber eine absorbierende Schicht (Außenseite). Sie sind sehr flexibel und können besser in tiefen Wunden angewendet werden und dort Beläge lösen und Exsudat aufnehmen.

Mit grobporigen Polyurethanschäume, z. B. Schülke® wound pad (Schülke & Mayr), Ligasano® Wundputzer (LIGAMED medical Produkte), können Beläge leicht entfernt werden. Durch den mechanischen Reiz sollen sie auch die Durchblutung und Granulation anregen.

Ein mechanisches Débridement ist für den Patienten häufig schmerzhaft und kann zur Traumatisierung des Gewebes führen. Eine Sonderform des mechanischen Débridements stellt die ultraschallassistierte Wundreinigung (▶ 4.3.6) dar.

### 4.3.3 Autolytisches Débridement

Das **autolytische Débridement** ist eine passive Form der Wundreinigung. Es nutzt die physikalische Wirkung von Feuchtigkeit auf die Wundbeläge. Durch Einsatz etwa von Hydrogelen (▶ 4.6.5, z. B. NU-GEL®) und Wundauflagen zur Nasstherapie (z. B. HydroClean®, UrgoClean®) werden die Beläge aufgeweicht. Das Auflegen von mit Kochsalzlösung getränkten Kompressen ist personal- und zeitintensiv, denn die Kompressen müssen immer wieder nachgefeuchtet werden, damit sie nicht austrocknen. Aufgeweichte Beläge können dann leichter mechanisch entfernt werden. Durch das zusätzliche Feuchtigkeitsangebot werden körpereigene Reinigungsprozesse unterstützt. Diese Methode ist schonend und schmerzarm, aber eher zeitaufwendig und langwierig, v. a. bei sehr dicken Belägen. Außerdem besteht Mazerationsgefahr für die Wundumgebung, ein entsprechender Hautschutz (▶ 4.4) ist notwendig.

Bei Wunden in Bereichen mit wenig subkutanem Gewebe (z. B. Ohren, Fersen, bei kachektischen Patienten) muss das autolytische Débridement engmaschig kontrolliert werden. Es besteht die Gefahr, dass sich ggf. ein offener Knochen als Wundgrund zeigen kann.

### 4.3.4 Biochirurgisches Débridement

Beim **biochirurgischen Débridement** wird avitales Gewebe durch steril gezüchtete Fliegenmaden *(Lucilia sericata)* – lose oder im Nylonbeutel – entfernt. Durch die im Madenspeichel enthaltenen proteolytischen *(auflösenden)*

Enzyme werden Nekrosen und Beläge verflüssigt. Zudem verfügen die Ausscheidungen der Maden über eine antibakterielle Eigenschaft. Für Patienten ist diese Maßnahme teilweise schmerzhaft und mit Ekelgefühlen verbunden. Die Anwendungshinweise des Herstellers müssen unbedingt beachtet werden. So dürfen an der Wunde keine Antiseptika angewendet oder auch kein Kompressionsverband angelegt werden.

Die Maden werden in der Regel in sog. Biobags geliefert und auf die Wunde aufgelegt. Die Abdeckung geschieht mit 1–2 Kompressen (mit etwas Kochsalz getränkt), die locker mit einer Mullbinde, einem Schlauchverband oder einem Klebevlies fixiert werden. Der Verband wird normalerweise nach 3–5 Tagen gewechselt, bei sehr starker Wundexsudation auch früher.

## 4.3.5 Enzymatisches Débridement

Beim **enzymatischen Débridement** werden biosynthetisch hergestellte proteolytische *(auflösende)* Enzyme zum Abbau von avitalem Gewebe genutzt. Diese Enzyme (z. B. Clostridiopeptidase u. a. in Iruxol® N, Streptokinase und Streptodornase in Varidase®) können selektiv Beläge auflösen.

Auf trockenen Nekrosen haben die Enzyme allerdings keine Wirksamkeit. Durch die kurze Wirkdauer sind häufige Verbandswechsel (mind. 1 × tägl.) notwendig, was diese Form der Reinigung unwirtschaftlich und kostenintensiv macht. Wichtige Voraussetzung ist, dass die Wunde ausreichend feucht ist, damit die Enzyme wirksam werden können.

## 4.3.6 Ultraschallassistierte Wundreinigung

Bei der **ultraschallassistierten Wundreinigung (UAW)** werden Fibrinbeläge, Zelltrümmer, Biofilm und Keime mittels niederfrequentem Ultraschall in Kombination mit einer Spüllösung schonend aus der Wunde ausgespült. Bei kritisch kolonisierten oder infizierten Wunden kann ein Antiseptikum (▶ 4.2.2, ▶ 4.2.3) zum Einsatz kommen. Durch den Ultraschallimpuls dringt die Spüllösung bis in die tieferen Regionen der Wunde und Fistelungen ein und entfernt auch dort Beläge und Mikroorganismen. Bei zu erwartenden Schmerzen wird vorab eine Lokalanästhesie mit Emla®-Creme durchgeführt..

Da es zu einem Verspritzen von keimbelastetem Wundexsudat kommen kann, trägt der Wundbehandler Schutzkleidung und schützt auch die Umgebung vor Verunreinigungen.

## 4.4 Hautreinigung, Hautpflege und Hautschutz

Die Reinigung und Pflege der Umgebungshaut und der Schutz des Wundrands und der Wundumgebung ergänzen die phasengerechte Behandlung von Wunden. Sie haben eine große Bedeutung für die Wundheilung. Weder von mazerierten noch von ausgetrockneten Wundrändern kann

Epithelisierung ausgehen. Eine gereizte und geschädigte Wundumgebung stellt Wundbehandler und Patient vor neue Probleme. Häufig belasten Schmerzen und Juckreiz zusätzlich. Außerdem gestaltet sich die Fixierung von Wundauflagen schwierig. **Hautreinigung, -pflege und -schutz** sind deshalb wichtige Maßnahmen im Rahmen einer Wundbehandlung.

─────────────── In der Praxis ───────────────

Es muss alles unterlassen werden, was die Haut zusätzlich schädigt, und es muss alles getan werden, was die Hautintegrität bewahrt.

## 4.4.1 Hautreinigung

### Physiologische Hautsituation

Die Haut ist das größte Organ des Menschen. Obwohl sie nur wenige Millimeter dick ist, übt sie verblüffend viele Funktionen aus. Sie schützt vor mechanischen, physikalisch-chemischen und thermischen Einflüssen, mildert die schädliche Wirkung des Sonnenlichts und wehrt Mikroorganismen ab. Sie steht außerdem im Dienste der Wärme- und Kreislaufregulation. Die Haut ist Speicherorgan für Fette, Kohlenhydrate, Wasser und Salze, gleichzeitig ist sie aber auch Ausscheidungsorgan für Stoffwechselprodukte, Schweiß und Talg. In ihr findet die Vitamin-D-Synthese statt. Die Haut gibt dem Menschen sein äußeres Erscheinungsbild. Rezeptoren für Wärme-, Schmerz- und Tastempfinden sind die Grundlage des Sinnesorgans „Haut". Und sie ist auch „Spiegel der Seele": Wer wollte nicht schon mal „aus der Haut fahren" oder „konnte nicht aus seiner Haut".

### Barrierefunktion der Hornschicht

Die **Barrierefunktion der Hornschicht** der Epidermis *(Oberhaut)* verhindert das Eindringen von Mikroorganismen und Chemikalien. Außerdem verhindert sie den Verlust von Wasser aus dem Körper. Auf der Hornschicht liegt ein Film aus Wasser (aus den Schweißdrüsen) und Fett (aus den Talgdrüsen), die durch natürliche Emulgatoren miteinander verbunden sind. Dieser **Hydrolipidfilm** hält die Haut geschmeidig. Ein pH-Wert von etwa 5 auf der Haut schafft gute Lebensbedingungen für die physiologischen Hautkeime. Diese verhindern, dass sich krankmachende Keime ausbreiten können, außerdem hat der saure pH-Wert eine bakterizide Wirkung auf pathogene Keime wie z. B. Pilze.

### Hautveränderungen im Alter und bei Wundpatienten

Im **Alter** verändert sich die Haut. So nimmt die Verzahnung zwischen Epidermis und dem darunterliegenden Dermis *(Lederhaut)* ab. Die Kapillaren werden poröser, die Mikrozirkulation schlechter. Die Talg- und Schweißdrüsenproduktion und die Wasserbindungsfähigkeit der Haut lassen nach. Außerdem regeneriert sich die Haut im Alter langsamer. Typische Kennzeichen der Altershaut sind:

- Die Haut ist dünn bis pergamentartig.
- Der Hautturgor ist herabgesetzt, die Haut wirkt faltig.
- Die Haut neigt zu Hämatomen.
- Die Haut ist eher blass und kühl.
- Die Haut ist trocken, schuppig und rissig.
- Die Haut spannt und juckt häufig.

Bei **Wundpatienten** kommen oft zusätzliche Hautbelastungen hinzu:

- Die Umgebungshaut ist häufig feucht durch Wundexsudat und Verbände, deren Aufnahmekapazität überschritten ist.
- Die Umgebungshaut ist zusätzlich belastet durch Verbände, Pflaster, Kompressionsbinden und -strümpfe.
- Die Umgebungshaut ist beim venösen Ulkus und beim diabetischen Fußsyndrom (▶ 1.2.2) meist sehr trocken und schuppig.

Haut, die durch Alter, Krankheit und Wunden verändert ist, kann ihren Aufgaben nur bedingt nachkommen.

### Prinzipien der Hautreinigung

Die **Reinigung der Haut** in der Wundumgebung muss besonders achtsam geschehen. Aggressive Reinigung und Reinigungsmittel belasten die Haut noch zusätzlich. Folgende Prinzipien sind bei der Hautreinigung zu beachten:

- Duschen ist dem Baden vorzuziehen.
- Nach Möglichkeit auf Reinigungsmittel verzichten, denn Wasser und Waschlappen sind die wichtigsten Reinigungsmittel.
- Wird ein Reinigungsmittel gewünscht, Syndet mit einem pH-Wert zwischen 5 und 6 verwenden, um den pH-Wert der Haut nicht zu stören.
- Reinigungsmittel immer mit klarem Wasser von der Haut entfernen, denn sie können Allergien und Ekzeme auslösen und den Haut-pH-Wert basisch werden lassen.
- Wassertemperatur möglichst niedrig halten, denn je heißer das Wasser, umso mehr Fett wird aus der Haut entfernt.
- Die Haut sorgfältig trocknen, dabei aber nicht stark reiben. [15]

## 4.4.2 Hautpflege

Die **Hautpflege** in der Wundumgebung richtet sich nach der vorgefundenen Hautsituation.

Meist werden eher rückfettende Produkte, sog. Wasser-in-Öl-Emulsionen *(W / Ö)*, benötigt. Sie ziehen etwas weniger schnell ein und hinterlassen einen leichten Fettfilm auf der Haut. Sie verhindern auch die Wasserverdunstung aus der Haut. [15]

Wasser-in-Öl-Emulsionen sind geeignet bei:

- Trockener und empfindlicher Haut
- Altershaut
- Schuppenbildung (▶ Abb. 4.1).

**4**

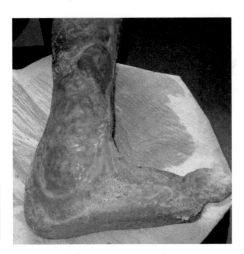

Abb. 4.1 **Ulcus cruris mixtum** (▶ 1.2.2). Sehr großes venöses Ulkus, typischerweise oberhalb des Innenknöchels. Der deformierte Fuß und die amputierten Zehen weisen zusätzlich auf ein diabetisches Fußsyndrom mit einer Makroangiopathie hin. Die Umgebungshaut ist sehr schuppig, der Wundrand mazeriert. Insgesamt wirkt die Wunde recht sauber, allerdings weist die Farbe auf eine nicht optimale Durchblutung und eine stagnierende Wundheilung hin. Gut durchblutetes Granulationsgewebe sieht tiefrot aus. [M845]

─────── **In der Praxis** ───────

Wasserfreie oder fast wasserfreie Zubereitungen (Salben) sollten nicht zur Pflege der Haut verwendet werden. Sie sind speziellen therapeutischen Indikationen vorbehalten.
Reine Fettzubereitungen können nicht in die Haut eindringen. Sie legen sich auf die Haut und verstopfen die Poren. Dadurch wird die Hautatmung behindert, Schweiß kann nicht verdunsten und die Haut erhält in der Tiefe keine Pflege. [15]

## Urea

**Urea** *(Harnstoff)* wird synthetisch herstellt und ist in Pflegeprodukten für sehr trockene Haut enthalten. Es wirkt stark feuchtigkeitsbindend und juckreizlindernd. Zur Pflege von sehr trockener, schuppiger Haut wird es in Konzentrationen von 5–15 % anwendet. In höheren Konzentrationen (bis 40 %) hat Urea eine hornhautauflösende, abschuppende *(keratinolytische)* Wirkung. Es kann Verschuppungen auflösen und wirkt einer neuen Verhornung entgegen (▶ Abb. 4.1).

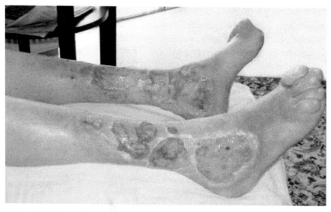

Abb. 4.2 „Gamaschen-Ulkus" an beiden Beinen bei chronisch venöser Insuffizienz. Die Wunden befinden sich in der Reinigungsphase, sie weisen alle deutliche Beläge auf. Die Wunden verlieren viel Wundsekret. Wundrand und -umgebung der Ulzerationen sind deutlich mazeriert, was an der hellrosa Farbe erkennbar ist. Sie brauchen dringend einen sorgfältigen Hautschutz. [M845]

## 4.4.3 Hautschutz

**Hautschutz** von Wundrand und -umgebung ist vor allem bei nässenden Wunden notwendig. Hier kommt es häufig zu einer Mazeration des Wundrandes und der umgebenden Haut (▶ Abb. 4.2). Ursachen sind:

- Hohe Exsudatmenge, v. a. bei Wunden in der Reinigungsphase und bei Wundinfektion
- Ineffektives Exsudatmanagement: zu wenig saugfähige Wundauflage bzw. zu seltene Verbandswechsel
- Wundauflagen, die das Exsudat über die gesamte Fläche aufnehmen; dadurch wird auch intakte Haut feucht
- Verbandmaterialien, die okklusiv wirken
- Lokales Ödem (typisch bei venösen Ulzerationen) und fehlende Kompression bei chronisch venöser Insuffizienz oder Lymphödem
- Ödeme, bedingt durch Herz- oder Niereninsuffizienz, Eiweißmangel
- Verstärktes Schwitzen und fehlende Möglichkeit zur Verdunstung, z. B. in Hautfalten
- Urin- und Stuhlinkontinenz.

Der Wundrand und die Umgebungshaut weichen auf *(Mazeration)*. Die Haut wird in diesem Bereich heller, die Poren wirken größer. Von einem aufgeweichten Wundrand kann keine Epithelisierung ausgehen. Die Barrierefunktion der aufgeweichten Umgebungshaut ist gestört, es besteht die Gefahr, dass Bakterien und Pilze, aber auch chemische Substanzen in die Haut eindringen können und Entzündungen verursachen. Mazerierte Haut ist in der Wundumgebung deshalb häufig gerötet (▶ 1.2.2).

## Vermeidung von Mazerationen

**Lokaler Hautschutz** und ein **effektives Exsudatmanagement** stellen wichtige Maßnahmen im Rahmen der phasengerechten Wundbehandlung dar:

- Lokalen Hautschutz auftragen, z. B. 3M™ Cavilon™ Spray, Creme oder Lolly, Secura®, Askina® Barrier Film oder Cutimed® PROTECT. Diese modernen Hautschutzprodukte sind farblos bzw. transparent und bieten eine Barrierewirkung von 2–3 Tagen gegen Feuchtigkeit. Sie behindern nicht die Hautatmung und verbessern oft die Haftwirkung von Wundauflagen. Bei Applikation des Hautschutzes sind auch intakte Hautareale innerhalb der Wunde, wie Stege oder Inseln, zu schützen.

--- **In der Praxis** ---

Öle, Fette oder Pasten sind zum Hautschutz nicht geeignet. Sie decken die Haut ab, verstopfen die Hautporen und behindern die Hautatmung. Außerdem haften auf ihnen die Wundauflagen nicht mehr. Die Entfernung von Pasten ist aufwendig, eine Beobachtung von Wundrand und -umgebung nicht möglich.

- Wundauflagen mit hoher Saugkapazität und Flüssigkeitsbindern verwenden
- Häufigere Verbandswechsel durchführen
- Maßnahmen und Wundauflagen, welche die Reinigungsphase unterstützen
- Wundinfektion mit Antiseptikum und ggf. Antibiotikum behandeln
- Kompressionstherapie bei chronisch venöser Insuffizienz oder Lymphödem
- Maßnahmen zur Verbesserung von Harninkontinenz
- Maßnahmen zur Verbesserung von Stuhlinkontinenz, ggf. Verwendung von Analtampons oder Fäkalkollektoren
- Ggf. unterstützende Maßnahmen bei Herz- und Niereninsuffizienz, Gabe von Eiweiß.

## 4.5 Konventionelle Wundauflagen

--- **Definition** ---

**Konventionelle (traditionelle) Wundauflagen:** Schaffen kein idealfeuchtes Milieu in der Wunde, gehen keine Interaktionen mit der Wunde ein. Sie sollen die Wunde trocken halten und deshalb viel und schnell Exsudat aufnehmen. Diese Form der Wundbehandlung entspricht nicht dem aktuellen Stand einer modernen hydroaktiven Wundbehandlung (▶ 4.6, ▶ 4.9.3). Ihre Indikationen sind heute begrenzt, sie sind durch hydroaktive Wundauflagen weitgehend abgelöst.

Es kommen verschiedene Materialien zum Einsatz. Auch sog. Wund-schnellverbände (Pflaster mit saugender Wundauflage und Kleberand, teils auf der Rolle und teils einzelverpackt in verschiedenen Größen) ge-hören zu den konventionellen Wundauflagen (▶ Tab. 4.2).

| **Tab. 4.2 Mull-, Vliesstoff- und kombinierte Saugkompressen.** | |
|---|---|
| **Beschreibung** | • Aus Baumwolle oder Viskose, ein- oder mehrlagig<br>• Aus Vliesstoff mit Zellstoff- oder Wattekern<br>• Teilweise wundseitig beschichtet, um ein Verkleben mit der Wunde zu verhindern<br>• Teilweise mit Supraabsorbern (▶ 4.6.9), um die Aufnahmekapazität der Wundauflage zu erhöhen; sie speichern das Wundexsudat („Pampers-Prinzip") |
| **Vorteile** | • Gute Ableitung von Sekreten, Saugkraft abhängig von der Dicke und zusätzlichem saugfähigen Kern<br>• Weich, gute Polsterung, drapierfähig<br>• Niedriger Preis |
| **Nachteile** | • Mazeration der Wundumgebung möglich<br>• Häufige Verbandswechsel notwendig<br>• Keine Keimbarriere nach außen<br>• Austrocknung der Wunde möglich<br>• Teilweises Verkleben mit der Wunde, Kapillaren sprossen schnell in die Gitterstruktur von Mullkom-pressen ein und führen zu schmerzhaften Verbands-wechseln<br>• Sekundärverband notwendig |
| **Indikationen** | • Primärversorgung von Akutwunden<br>• Standardabdeckung bei primärem Wundverschluss<br>• Zur Reinigung der Wunde<br>• Zum Tränken mit Wundspüllösungen und Einbrin-gen in die Wunde<br>• Bei stark sezernierenden Wunden in der Reinigungs-phase als vorübergehende günstige Alternative zur hydroaktiven Wundauflage<br>• Als Sekundärverband |
| **Anwendung** | • Locker auflegen oder Wunde austamponieren und mit Mullbinde, Pflaster, Schlauchmull oder Fixierfolie befestigen<br>• Bei Durchnässung wechseln, ggf. mehrmals täglich |
| **Produktaus-wahl** | • ES® Kompressen (Paul Hartmann)<br>• Vliwasoft® in vielen Varianten (Lohmann & Rauscher)<br>• Zetuvit® Plus (Paul Hartmann)<br>• Draco® Saugkompressen (Draco)<br>• Melolin® (Smith & Nephew)<br>• Urgo® Supraabsorber (URGO) |

**4**

Imprägnierte Wundgazen sind ebenfalls schon sehr lange auf dem Markt. Bis 2003 enthielten viele von ihnen Antibiotika. Heute gibt es nur noch wirkstofffreie oder mit Antiseptika getränkte Wundganzen (▶ Tab. 4.3). Eine weitere Gruppe konventioneller Wundauflagen sind **spezielle Wundkontaktverbände** (▶ Tab. 4.4).

| **Tab. 4.3 Imprägnierte und hydroaktiv imprägnierte Wundgazen.** | |
|---|---|
| **Beschreibung** | • Grobmaschige Wundgazen, die mit Fettsalben, z.B. Vaseline, Paraffin oder Öl-in-Wasser-Emulsionen imprägniert sind. Die Größe des Gitters erlaubt ein Abfließen des Wundsekrets<br>• Einige Gitter aus Polyamid oder Silikon sind nicht imprägniert<br>• Hydroaktive Wundgazen sind mit Hydrogel oder Carboxymethylzellulose imprägniert; sie bilden bei Aufnahme von Wundsekret ein Gel<br>• Einige Gazen enthalten antiseptische Wirkstoffe |
| **Vorteile** | • Kein Verkleben mit der Wunde, i.d.R. nur bei täglichem Verbandwechsel gewährleistet<br>• Preiswerte Alternative zu hydroaktiven Verbänden bei oberflächlichen Wunden |
| **Nachteile** | • Sekundärverband mit Fixierung notwendig<br>• Risiko der Wundinfektion, wenn die Gaze doppelt aufgelegt wird: Sekretstau, Okklusionseffekt<br>• Kann bei wenig Exsudat ankleben und lässt sich dann nicht mit NaCl 0,9 % ablösen, v.a. wenn Gaze länger in der Wunde verbleibt |
| **Indikationen** | • Oberflächliche, mäßig bis stark sezernierende Wunden, um ein Verkleben der Wunde mit dem Verbandmaterial zu verhindern<br>• Verbrennungen 1. und 2. Grades<br>• Meshgraft-Plastiken (Spalthaut) und -Entnahmestellen<br>• Abschürfungen, Abschürfungen bei Pergamenthaut<br>• Chronische Wunden in der Epithelisierungsphase |
| **Anwendung** | • Imprägnierte Wundgazen liegend und nicht über 25 °C lagern<br>• Nur einfach (nicht doppelt oder dreifach) auflegen, um den Exsudatabfluss zu gewährleisten<br>• Mit Sekundärverband abdecken<br>• Bei Bedarf wechseln, mind. 1 × tägl. |

**Tab. 4.3** Imprägnierte und hydroaktiv imprägnierte Wundgazen. *(Forts.)*

| Produktauswahl | • Adaptic® Touch (KCI Medizinprodukte)<br>• Atrauman® Silicone (Paul Hartmann)<br>• Grassolind® (Paul Hartmann)<br>• Cuticell® Contact (BSN medical)<br>• Jelonet® (Smith & Nephew)<br>• Oleo-Tüll® (Sanofi-Aventis)<br>• Inadine® (Systagenix), enthält Povidon-Iod-Salbe<br>• UrgoTül S.AG (URGO) enthält Sulfadiazin-Silber<br>Hydroaktive imprägnierte Wundgaze:<br>• UrgoTül® (URGO)<br>• Hydrotüll® (Paul Hartmann) |
|---|---|

**4**

**Tab. 4.4** Spezielle Wundkontaktverbände.

| Beschreibung | Aus Polyamidnetz, Polyethylenfolie oder anderen Kunstfasern, teilweise mit Silikonbeschichtung |
|---|---|
| Vorteile | Verhindert ein Verkleben mit der Wunde, keine Traumatisierung der Wunde oder Schmerzen beim Verbandswechsel |
| Nachteile | • Mazeration der Wundumgebung möglich<br>• Häufige Verbandswechsel notwendig<br>• Keine Keimbarriere nach außen<br>• Austrocknung der Wunde möglich<br>• Teilweises Verkleben mit der Wunde, Kapillaren sprossen schnell in die Gitterstruktur ein und führen zu schmerzhaften Verbandswechseln<br>• Sekundärverband notwendig |
| Indikationen | • Schmerzhafte Wunden<br>• Hautabschürfungen<br>• Verbrennungen<br>• Chronische Wunden<br>• Exulzerierende Tumorwunden |
| Anwendung | Bei den einzelnen Produkten sehr unterschiedlich, v. a. auch die Verbandswechselintervalle (Packungsbeilage beachten) |
| Produktauswahl | • Mepithel®, Mepithel® One (Mölnlycke Health Care)<br>• Oleo-Tüll® classics (Sanofi-Aventis Deutschland)<br>• Cutimed® Sorbion® plus (BSN medical)<br>• Tegaderm® Contact (3M Medica) |

## 4.6 Hydroaktive Wundauflagen

———————————————————— Definition ————————————————————

**Hydroaktive Wundauflagen:** Ermöglichen und erhalten ein idealfeuchtes und -warmes Klima in der Wunde, die Voraussetzung für bestmögliche Wundheilung. Das Material der Wundauflage nutzt dafür die Feuchtigkeit der Wunde und die Eigenwärme des Körpers.

Die heutige Wundbehandlung beruht auf wissenschaftlichen Untersuchungen von George Winter. Dieser stellte 1962 fest, dass eine offene Hautwunde schneller und qualitativ besser in einem feuchten Milieu heilt, als wenn sie trocken behandelt wird. Seine Erkenntnisse führten zur Entwicklung von Wundauflagen, die ein idealfeuchtes Klima in der Wunde schaffen. Auch nach über 60 Jahren hat sich die Notwendigkeit einer hydroaktiven Wundbehandlung noch nicht überall durchgesetzt, auch wenn moderne wissenschaftliche Untersuchungen längst in ausreichendem Maße deren Vorzüge bewiesen haben. Die immer wieder angeführten höheren Kosten sind in verschiedenen Studien widerlegt worden, da die Wunden schneller verheilten.

## 4.6.1 Anforderungen an moderne Wundauflagen

**Moderne Wundauflagen** müssen heute mehr können, als nur nach außen zu schützen, Sekret aufzunehmen und ein Träger für Arzneimittel zu sein. Wundauflagen sind heute nicht nur ein Hilfsmittel, sondern ein Therapeutikum. Dementsprechend hoch sind die Anforderungen:
- Schutz vor Fremdkörpern, Schmutz, Druck und Reibung
- Schutz vor Infektionen, d. h. undurchlässig für Mikroorganismen nach innen und außen
- Schutz vor Austrocknung und Auskühlung
- Aufrechterhaltung des Gasaustausches
- Unterstützung der autolytischen *(vom Körper selbst)* Wundreinigung durch Schaffung eines feuchten Wundklimas
- Sichere Aufnahme von Blut, Wundsekret, Gewebetrümmern, Mikroorganismen
- Gute Verträglichkeit, geringes allergenes Potenzial, kein Anhaften am Wundgrund
- Unterstützen der Wundruhe durch seltene Verbandswechsel, v. a. in der Granulations- und Epithelisierungsphase (▶ 2.1.2, ▶ 2.1.3)
- Leichte Handhabung für den Anwender und hoher Tragekomfort für den Patienten
- Kosteneffektivität, auch durch einen möglichst geringen Bedarf an Sekundärverbandstoffen
- Verfügbarkeit in unterschiedlichen Größen.

_____ **In der Praxis** _____

Die Zahl der Wundbehandlungsmittel hat in den letzten Jahren erheblich zugenommen. Am besten behalten Pflegende den Überblick, wenn sie sich nicht an den Handelsnamen der Hersteller orientieren, sondern die Produktgruppen mit Eigenschaften sowie Anwendungs- und Einsatzgebieten kennen.

## 4.6.2 Alginate

**Alginate** zeichnen sich v. a. durch eine hohe Flüssigkeitsaufnahme aus und können gut in tiefe und zerklüftete Wunden tamponiert werden (▶ Tab. 4.5).

| Tab. 4.5 Alginate. | |
|---|---|
| **Beschreibung** | Aus Seealgen gewonnen und zu vliesartigen Kompressen oder Fasersträngen verarbeitet. Meist handelt es sich um Kalziumalginate: Bei der Aufnahme von Wundexsudat werden Calcium-Ionen frei, die leicht blutstillend wirken. Es entsteht ein Gel, das wie feuchte Watte aussieht und Bakterien und Zelltrümmer sicher einschließt. Alginate können große Mengen an Flüssigkeit binden. |
| **Vorteile** | • Alginate können etwa das 20-Fache ihres Eigengewichts an Flüssigkeit aufnehmen<br>• Die Gelbildung sorgt für ein feuchtes Mikroklima in der Wunde<br>• Die Faser lässt sich gut tamponieren<br>• Auch für infizierte und blutende Wunden geeignet |
| **Nachteile** | • Bei zu wenig Exsudat besteht die Gefahr der Austrocknung<br>• Bei nässenden Wunden können die Wundränder mazerieren<br>• Sekundärabdeckung notwendig<br>• Gel verfärbt sich gelblich, bräunlich oder grünlich |
| **Indikationen** | • Für mäßig bis sehr stark exsudierende infizierte oder nicht infizierte Wunden<br>• Tiefe Wunden, Wundtaschen bzw. Fisteln<br>• Oberflächliche Wunden mit starker Exsudation in der Reinigungsphase<br>• Verbrennungen 2. Grades<br>• Blutende Wunden |

**4**

| Tab. 4.5 Alginate. *(Forts.)* | |
|---|---|
| **Anwendung** | • Möglichst passend auf oder in die Wunde bringen (sollte nicht über den Wundrand reichen) oder locker tamponieren<br>• Ggf. Alginat mit Kochsalz- oder Ringer-Lösung anfeuchten<br>• Sekundärverband abhängig von der Exsudation wählen: Saug- (▶ 4.5, preiswert), PU-Schaumstoffkompressen, Hydrokolloid- oder Folienverband<br>• Verbandswechsel, wenn Aufnahmekapazität erreicht ist, max. nach 7 Tagen |
| **Produktauswahl** | • Algisite® M (Smith & Nephew)<br>• Askina® Sorb (B. Braun)<br>• Cutimed® Alginate (BSN medical)<br>• Kaltostat® (ConvaTec)<br>• Biatain® Alginate (Coloplast)<br>• Sorbalgon® (Paul Hartmann)<br>• Suprasorb® A (Lohmann & Rauscher)<br>• UrgoSorb® (URGO)<br>• Curasorb® (Covidien Deutschland) |

**4**

## 4.6.3 Hydrofiber- (bzw. Hydrofaser-) und Aquafaser-Verbände

**Hydrofiber- (bzw. Hydrofaser-) und Aquafaser-Verbände** können große Flüssigkeitsmengen aufnehmen. Ihr besonderer Vorteil liegt in der vertikalen Aufnahme (nur über der Wunde), d. h., Wundrand und -umgebung bleiben trocken (▶ Tab. 4.6).

| Tab. 4.6 Hydrofiber- (bzw. Hydrofaser-) und Aquafaser-Verbände. | |
|---|---|
| **Beschreibung** | • Hydrofiber-Verbände (bzw. Hydrofaser-Verbände): Natriumcarboxymethylzellulose ist der Hauptbestandteil, der zu weichen drapierfähigen Kompressen oder Tamponadenstreifen verarbeitet wird. Durch den Kontakt mit Wundsekret werden diese in ein klares Gel umgewandelt<br>• Aquafaser-Verbände: Chemiefasern aus synthetischen Polymeren können unter Aufquellen große Mengen an Flüssigkeit aufnehmen und speichern |

**Tab. 4.6 Hydrofiber- (bzw. Hydrofaser-) und Aquafaser-Verbände.** *(Forts.)*

| | |
|---|---|
| **Vorteile** | • Hydrofiber- bzw. Aquafaser-Verbände können in kurzer Zeit etwa das 20-Fache ihres Eigengewichts an Flüssigkeit aufnehmen<br>• Flüssigkeitsaufnahme nur in vertikale Richtung, d.h., Wundrand und -umgebung bleiben trocken<br>• Gelbildung bzw. die feuchte Faser sorgen für ein feuchtes Mikroklima in der Wunde<br>• Faser lässt sich gut tamponieren und rückstandsfrei entfernen<br>• Unter Kompressionsverbänden einsetzbar |
| **Nachteile** | • Bei zu wenig Exsudation besteht die Gefahr der Austrocknung<br>• Zur Gelbildung ist eine ausreichende Exsudatmenge notwendig<br>• Sekundärabdeckung notwendig |
| **Indikationen** | • Mäßig bis sehr stark exsudierende infizierte oder nicht infizierte Wunden<br>• Tiefe Wunden, Wundtaschen oder Fisteln |
| **Anwendung** | • Kompresse mind. 1 cm überlappend auflegen, Tamponaden einbringen<br>• Sekundärverband abhängig von der Sekretion wählen: Saug- (▶ 4.5), PU-Schaumstoffkompressen, Hydrokolloid- oder Folienverband<br>• Verbandswechsel, wenn Aufnahmekapazität erreicht ist, max. nach 7 Tagen |
| **Produktauswahl** | • Aquacel™ Extra, als Tamponade (ConvaTec)<br>• Alpha-Tüll® (Sanofi-Aventis Deutschland)<br>• Durafiber® (Smith & Nephew)<br>• Suprasorb® Liquacel (Lohmann & Rauscher)<br>Mit Silber:<br>• Aquacel™ Ag in vielen Varianten (ConvaTec)<br>• Durafiber® Ag (Smith & Nephew)<br>• Textus® balance (Biocell)<br>• Textus® bioaktiv (Biocell): mit eingelagertem Silberzeolith |

## 4.6.4 Hydrokolloide

**Hydrokolloide** gehören zu den ersten hydroaktiven Wundauflagen. Es gibt (fast) keinen Hersteller von Wundbehandlungsmitteln, der keine hydrokolloide Wundauflage im Portfolio hat. Die Verbände gibt es in vielen Größen, Formen und Stärken (▶ Tab. 4.7).

**4**

| Tab. 4.7 Hydrokolloide. | |
|---|---|
| Beschreibung | Polyurethan-Folie oder -Schaumstoff, worauf stark quellende Stoffe aufgebracht sind, z. B. Carboxymethylzellulose oder Pektin, eingebettet in eine Trägersubstanz. Diese Substanz verleiht der Wundauflage Klebrigkeit, sodass Hydrokolloide ohne Fixierung auf der Haut kleben. Unter Exsudataufnahme entsteht ein gelbliches Gel, das nicht mit Eiter verwechselt werden darf. Dieses Gel hält die Wunde feucht. Durch die Aufnahme von Flüssigkeit verliert das Material seine Klebekraft. |
| Vorteile | • Geben Feuchtigkeit an die Wunde ab und unterstützen das Ablösen von Belägen<br>• Aufrechterhaltung eines idealfeuchten Wundmilieus<br>• Unterstützen die autolytische Wundreinigung<br>• Selbstklebend, d. h., in der Regel ist kein Sekundärverband notwendig<br>• Undurchlässig für Schmutz und Bakterien<br>• Duschen ist möglich<br>• In verschiedenen Größen, Formen und Stärken erhältlich |
| Nachteile | • Irritationen oder Allergien der umgebenden Haut sind möglich<br>• Starke Haftung auf trockener Haut<br>• Haften schlecht auf feuchter Haut (Schwitzen, Inkontinenz)<br>• Dickere Kompressen rollen sich häufig vom Rand her auf<br>• Geruchsentstehung unter dem Verband möglich<br>• Entstandenes Gel kann mit Eiter verwechselt werden |
| Indikationen | • Leicht bis mäßig exsudierende Wunden, abhängig von der Dicke der Wundauflage<br>• Bei Wunden mit Belägen<br>• In allen Wundheilungsphasen geeignet (durch die unterschiedliche Dicke der Wundauflagen)<br>• Hydrokolloide dürfen wegen der relativen Hypoxie, die unter dem Verband entsteht, sicherheitshalber nicht bei klinisch infizierten Wunden und freiliegenden Sehen, Muskeln oder Knochen eingesetzt werden |

| Tab. 4.7 Hydrokolloide. *(Forts.)* | |
|---|---|
| **Anwendung** | • Kompresse auf die trockene, fettfreie Haut ca. 3 cm überlappend auflegen und durch sanftes Andrücken fixieren<br>• Bei Bedarf können mehrere Kompressen überlappend aufgeklebt werden<br>• Ggf. weitere Fixierung, z. B. an den Fersen<br>• Verbandswechsel, wenn Gel-Blase den Rand erreicht, max. nach 7 Tagen |
| **Produktauswahl** | • Askina® Hydro, Transparent (B. Braun)<br>• Comfeel® als Kompresse, Paste, Puder (Coloplast)<br>• Cutimed® Hydro L, B (BSN medical)<br>• DracoHydro® Hydrokolloid (Dr. Ausbüttel & Co)<br>• Hydrocoll® in vielen Varianten (Paul Hartmann)<br>• Suprasorb® H in vielen Varianten (Lohmann & Rauscher)<br>• Traumasive® Film, plus (Hexal)<br>• Varihesive® E in vielen Varianten (ConvaTec)<br>• NU-DERM® (KCI Medizinprodukte) |

## 4.6.5 Hydrogele

Die Wirkung der **Hydrogele** liegt in der Abgabe von Feuchtigkeit an die Wunde – und damit entgegengesetzt der Wirkung der meisten anderen Wundauflagen, die Feuchtigkeit aufnehmen (▶ Tab. 4.8).

| Tab. 4.8 Hydrogele. | |
|---|---|
| **Beschreibung** | Hoher Wasseranteil (zwischen 30 und 95 %) und verschiedene Zusatzstoffe. Können Feuchtigkeit an die Wunde abgeben und dadurch Schorf und Beläge aufweichen. Als Kompresse oder Gel in der Tube bzw. im Applikator erhältlich, was eine Anwendung in tiefen Wunden möglich macht. |
| **Vorteile** | • Unterstützung der autolytischen Wundreinigung, Auflösung von Belägen und Schorf<br>• Kühlende Wirkung bei Verbrennungen 1. und 2. Grades<br>• Halten die Wundoberfläche feucht<br>• Transparenz macht eine Wundbeobachtung möglich<br>• Unter Kompressionsverbänden einsetzbar<br>• Polsterung durch die elastische Gelplatte<br>• Schmerzfreie Verbandswechsel ohne Traumatisierung der Wunde |

**4**

| Tab. 4.8 Hydrogele. *(Forts.)* | |
|---|---|
| **Nachteile** | • Eingeschränkte Saugkapazität, dadurch Mazeration der Wundränder möglich<br>• Der kühlende Effekt wird bei pAVK als schmerzhaft empfunden<br>• Sekundärverband bei Gelanwendung notwendig<br>• Hydrogele aus der Tube sind in der Regel nicht konserviert, d. h., Anbrüche müssen verworfen werden |
| **Indikationen** | • Zum Aufweichen von Nekrosen und Belägen<br>• Schwach bis mäßig exsudierende Wunden in der Granulations- und Epithelisierungsphase zur Rehydratation |
| **Anwendung** | • Gelkompresse 2 cm überlappend aufbringen, Gel aus der Tube ca. 5 mm dick in die Wunde einbringen<br>• Sekundärverband abhängig vom Exsudat wählen: Das Gel sollte nicht austrocknen und die Wundränder dürfen nicht mazerieren<br>  – Trockene Nekrosen: semipermeable Wundfolie<br>  – Beläge, stärkeres Exsudat: Wundgaze und Saugkompresse<br>  – Wenig Exsudat: dünnes Hydrokolloid oder Wundfolie<br>• Ggf. Wundrandschutz (▶ 4.4.3) vor Mazeration notwendig<br>• Wechsel der Kompresse, wenn die Aufnahmekapazität erreicht ist, spätestens nach 7 Tagen. Gel aus der Tube kann 2–3 Tage verbleiben<br>• Gelreste mit physiologischer Kochsalz- oder Ringer-Lösung entfernen |
| **Produktauswahl** | **Unkonservierte Hydrogele:**<br>• Hydrosorb® Gel, Kompressen (Paul Hartmann)<br>• Intrasite® Gel (Smith & Nephew)<br>• Suprasorb® G Gel, Kompressen (Lohmann & Rauscher)<br>• Askina® Gel (B. Braun)<br>• Cutimed® Gel (BSN medical)<br>• Normlgel® (Mölnlycke Health Care)<br>• NU-GEL® (KCI Medizinprodukte)<br>• Urgo® Hydrogel (URGO)<br>**Konservierte Hydrogele** (▶ 4.1.2):<br>• Lavanid® Wundgel (SERAG-WIESSNER)<br>• Octenilin® Wundgel (Schülke & Mayr)<br>• Protosan® Wound Gel (B. Braun)<br>• DracoWundgel® PHMB (Dr. Ausbütttel & Co.)<br>• Repithel® (Mundipharma) |

## 4.6.6 Kombinierte Wundverbände

Viele Hersteller nutzen die Wirkung der verschiedenen Materialien gleichzeitig, indem sie diese als **kombinierte Wundverbände** im Portfolio haben (▶ Tab. 4.9).

**Tab. 4.9 Kombinierte Wundverbände.**

| | |
|---|---|
| **Beschreibung** | Mehrschichtig aufgebaut, vereinigen mehrere Materialien bzw. Wirkprinzipien und Charakteristika hydroaktiver Verbände in sich. |
| **Vorteile** | • Kombination von gelbildendem Primär- und saugstarkem Sekundärverband<br>• Hohe Saugkapazität<br>• Schutz vor Mazeration in der Wundumgebung<br>• Gut geeignet unter Kompressionsverbänden |
| **Nachteile** | Gefahr der Austrocknung bei wenig sezernierenden Wunden |
| **Indikationen** | Mäßig bis stark exsudierende Wunden |
| **Anwendung** | Verbandswechsel, wenn die Aufnahmekapazität erreicht ist, spätestens nach 7 Tagen |
| **Produktauswahl** | • Biatain® Super Hydrokapillarverband (Coloplast): Polyethylen-Netz (wundseitig), Zellulosefasern mit Supra-Absorber, Polyurethan-Folie mit Hydrokolloid<br>• CombiDerm® N (ConvaTec): Hydrokolloid, Wundkissen mit Hydrogranulat, Polyurethan-Folie<br>• UrgoCell® Adhesive Contact (URGO): absorbierende Polyurethan-Schaumstoffkompresse, mikroadhäsive TLC-Matrix, atmungsaktiver Polyurethan-Vliesstoffträger mit Polyacrylat-Kleber |

## 4.6.7 Polyurethan-Schaumstoffkompressen bzw. Hydropolymere

**(Feinporige) Polyurethan-Schaumstoffkompressen** *(PU-Schaumstoffkompressen)* bzw. **Hydropolymere** sind vielseitig einsetzbar und für alle Wundheilungsphasen bestens geeignet. Es gibt sie in vielen Größen, Formen und Stärken, mit und ohne Kleberand (▶ Tab. 4.10).

**4**

**Tab. 4.10 Polyurethan-Schaumstoffkompressen bzw. Hydropolymere.**

| | |
|---|---|
| **Beschreibung** | Wundauflagen, die Exsudat aufnehmen, ohne dabei ihre Größe und Form zu verändern. Sie können viel Flüssigkeit aufnehmen. Als Hydropolymere werden meist Polyurethan-Schäume (PU-Schäume) bezeichnet, die durch die Flüssigkeitsaufnahme aufquellen. Im Inneren sind teilweise Supra-Absorber aus Polyacrylat eingelagert; diese speichern das aufgenommene Exsudat und halten es fest („Pampers-Prinzip"). Wundseitig sind die PU-Schäume sehr feinporig, damit sie nicht mit dem Wundgrund verkleben können. Es gibt sie mit und ohne Kleberand (ohne Kleberand ist eine Fixierung notwendig). Teilweise mit weiteren Inhaltsstoffen, z. B. Silber, Ibuprofen, Polihexanid oder Silikonbeschichtung. |
| **Vorteile** | • Können bis zum 20–30-Fachen ihres Eigengewichts an Exsudat aufnehmen<br>• Gewährleisten ein idealfeuchtes Wundmilieu<br>• Haften nicht an und lassen sich rückstandsfrei entfernen<br>• Können unter Kompressionsverbänden eingesetzt werden<br>• Polstern die Wunde<br>• Einfache Handhabung |
| **Nachteile** | • Bei gesättigter Wundauflage besteht Mazerationsgefahr in der Wundumgebung (▶ 4.4.3)<br>• Geben selbst keine Feuchtigkeit an die Wunde ab, deshalb ist ausreichend Wundexsudat notwendig<br>• Zähflüssiges Exsudat wird schlecht aufgenommen |
| **Indikationen** | Mäßig bis stark exsudierende Wunden jeder Genese. |
| **Anwendung** | • Die Kompresse etwa 3 cm überlappend auflegen, bei Bedarf auch zuschneiden<br>• Spezielle „Cavity-Formen" in die Wundhöhle einlegen<br>• PU-Schaum fixieren (z. B. Pflasterstreifen oder Mullbinden), wenn er keinen Kleberand hat<br>• Verbandswechsel, wenn die Aufnahmekapazität erreicht ist, spätestens nach 7 Tagen |

**Tab. 4.10** Polyurethan-Schaumstoffkompressen bzw. Hydropolymere. *(Forts.)*

| Produktauswahl | • Allevyn® Non-Adhesive, Adhesive, Plus, Plus Cavity, Gentle (mit Silikonbeschichtung), Thin (Smith & Nephew)<br>• Askina® Foam, Transorbent, Touch (B. Braun)<br>• Biatain® Cavity, Ibu (mit Ibuprofen), Silicone (mit Silikonbeschichtung) (Coloplast)<br>• Cutimed® Cavity, Siltec (mit Silikonbeschichtung) (BSN medical)<br>• Mepilex, border, lite, border lite, transfer (Mölnlycke Health Care)<br>• PermaFoam® Kompressen, Cavity (Paul Hartmann)<br>• 3M™ Tegaderm™ Foam (3M Deutschland)<br>• Suprasorb® P, Silikone (mit Silikonbeschichtung) (Lohmann & Rauscher)<br>• Tegaderm® Foam, Foam Adhesive, Silicone (mit Silikonbeschichtung) (3M Medica)<br>• Tielle® Plus, Lite, Max (KCI Medizinprodukte)<br>• Versica XC® (ConvaTec) |
|---|---|

4

## 4.6.8 Offenporige Polyurethan-Schaumstoffkompressen

**Offenporige Polyurethan-Schaumstoffkompressen** *(PU-Schaumstoffkompressen)* sind speziellen Indikationen vorbehalten (▶ Tab. 4.11).

**Tab. 4.11** Offenporige Polyurethan-Schaumstoffkompressen.

| Beschreibung | Diese Polyurethan-Schaumkompressen (PU-Kompressen) haben große Poren. In der Granulationsphase (▶ 2.1.2) wachsen Kapillaren leicht in die Wundauflage ein. Beim schmerzhaften Verbandswechsel wird Granulationsgewebe mitgerissen, die Wunde blutet. So soll ein gut durchbluteter „Granulationsrasen" entstehen, als Vorbereitung für eine Hauttransplantation. Offenporige Schaumstoffe werden auch im Rahmen der VAC-Therapie *(„Vacuum Assisted Closure",* ▶ 4.8) eingesetzt; aber nicht alle Produkte sind für die Unterdrucktherapie geeignet. Durch die großen Poren werden Exsudat, Mikroorganismen und Zelltrümmer gut aufgenommen. Sie dienen auch zum vorübergehenden Hautersatz. |
|---|---|

**4**

| Tab. 4.11  Offenporige Polyurethan-Schaumstoffkompressen. *(Forts.)* | |
|---|---|
| **Vorteile** | • Gute Aufnahme von Exsudat, Mikroorganismen und Zelltrümmern<br>• Rasche Wundreinigung und -konditionierung durch ein mechanisches Débridement (▶ 4.3.2) bei jedem Verbandswechsel<br>• Sauerstoff- und Wasserdampfdurchlässigkeit ist gewährleistet |
| **Nachteile** | • Traumatisierung der Wunde, ggf. Verletzung von frischem Epithelgewebe<br>• Schmerzhafte Verbandswechsel für den Patienten<br>• Verbandswechsel alle 24–48 Std, weil sich sonst die Wundauflage nicht mehr entfernen lässt<br>• Begrenzte Saugfähigkeit bei dünnen Schaumstoffen |
| **Indikationen** | • Wundreinigung<br>• Wundkonditionierung (Fördern eines idealen Wundgrunds) vor Hauttransplantationen<br>• Temporärer Hautersatz, z. B. bei offenen Frakturen<br>• Temporäre infektionsabschirmende Wundabdeckung, z. B. nach Nekrosenabtragung<br>• Temporärer Hautersatz bis zur Deckung durch ein Hauttransplantat<br>• Im Rahmen einer VAC-Therapie (▶ 4.8) |
| **Anwendung** | • Offenporige Schaumstoffkompresse genau auf die Wunde zuschneiden und für guten Kontakt mit dem Wundgrund sorgen<br>• Bei schwach exsudierenden Wunden nach Herstellerangaben anfeuchten<br>• Nicht auf frisches Epithelgewebe auflegen<br>• Ggf. Sekundärverband oder Unterdrucktherapie vollständig anbringen<br>• Verbandswechsel nach Herstellerangaben; angetrocknete Wundauflagen können mit steriler Kochsalzlösung befeuchtet werden |
| **Produktauswahl** | • Epigard® (Conspect)<br>• Ligasano® weiß und grün in vielen Größen (LIGAMED medical Produkte)<br>• Syspur-derm® (Paul Hartmann)<br>• Coldex® (velo Medizinprodukte) |

## 4.6.9 Wundauflagen mit Supraabsorbern

**Wundauflagen mit Supra-Absorbern** können noch mehr Wundexsudat aufnehmen. Da sie dieses als Gel binden, ist die Wundauflage nicht nass und die Gefahr der Mazeration von Wundrand und -umgebung wird verringert (▶ Tab. 4.12).

| Tab. 4.12 Wundauflagen mit Supra-Absorbern. | |
|---|---|
| Beschreibung | In die eigentliche Wundauflage werden Polyacrylatpartikel eingebracht. Polyacrylat ist in der Lage, große Mengen an Flüssigkeit aufzunehmen. Dabei entsteht ein Gel, die Flüssigkeit bleibt im Inneren und die Wundauflage fühlt sich nicht nass an ("Pampers-Prinzip"). Die Saugschicht nimmt durch die Flüssigkeitsaufnahme stark an Größe zu. |
| Vorteile | • Große Flüssigkeitsaufnahme<br>• Aufnahme von Zelltrümmern, Mikroorganismen und Geruch<br>• Entstehung eines idealfeuchten Wundmilieus, auch bei stark exsudierenden Wunden<br>• Können auch unter Kompressionsverbänden angewendet werden, da das Exsudat im Gel gebunden bleibt<br>• Keine Gefahr von Mazeration des Wundrandes und der -umgebung |
| Nachteile | • Wunde kann zu trocken werden<br>• Material quillt in Wunden stark auf, was beim Austamponieren beachtet werden muss<br>• Wundauflage nimmt stark an Gewicht zu<br>• Wundauflagen dürfen in der Regel nicht zerschnitten werden, da die Polyacrylatpartikel dann herausquellen |
| Indikationen | • Mäßig bis sehr stark exsudierende Wunden jeder Genese<br>• Exulzerierende Tumorwunden (▶ 1.2)<br>• Autolytische Wundreinigung (▶ 4.3.3) |
| Anwendung | • Variiert bei den verschiedenen Produkten (Packungsbeilage beachten)<br>• Sekundärfixierung notwendig<br>• Verbandswechsel, wenn die Aufnahmekapazität erreicht ist |

**4**

**4**

| Tab. 4.12 Wundauflagen mit Supra-Absorbern. *(Forts.)* | |
|---|---|
| Produktauswahl | • Curea® P1, P2 in vielen Varianten (curea medical) <br> • Cutimed® Sorbion® Sana, Sachet S (BSN medical) <br> • 3M™ Tegaderm™ Supraabsorber (3M Deutschland) <br> • HydroClean® (Paul Hartmann) <br> • Askina® Absorb+ (B. Braun) <br> • Vliwasorb®, Vliwasorb® Pro (Lohmann & Rauscher) <br> • Zetuvit® Plus (Paul Hartmann) <br> • Duramax® (Smith & Nephew) |

## 4.6.10 Semipermeable Wundfolien

**Semipermeable Wundfolien** haben die herkömmlichen Fixiervliese bei der Abdeckung von sekundär heilenden und chronischen Wunden abgelöst, da sie ein idealfeuchtes Wundklima schaffen und gleichzeitig wasserdicht sind (▶ Tab. 4.13).

| Tab. 4.13 Semipermeable Wundfolien. | |
|---|---|
| Beschreibung | Sehr dünne, transparente Membranen aus Polyurethan *(PU)*. Die Semipermeabilität verhindert das Eindringen von Bakterien und Schmutz, gestattet jedoch einen weitreichenden Sauerstoff- und Wasserdampfaustausch. Die Wasserdampf-durchlässigkeit ist so gestaltet, dass die Wunde nicht austrocknen, eine gewisse Menge Feuchtigkeit aber doch verdunsten kann. Wundseitig haben die Folien einen hypoallergenen Acrylatkleber, der nur auf der trockenen Haut haftet, über der Wunde aber seine Klebekraft verliert. Die verschiedenen PU-Folien unterscheiden sich in der Dicke, der Wasserdampf-durchlässigkeit und der Applikationstechnik. |
| Vorteile | • Aufrechterhaltung eines idealfeuchten Wund-milieus <br> • Wundbeobachtung ist möglich <br> • Kein Sekundärverband notwendig <br> • Wasserfest, Patient kann damit duschen |
| Nachteile | • Keine Saugkapazität <br> • Haften teilweise stark auf der trockenen Haut, Vorsicht bei Alters- und Pergamenthaut <br> • Lösen sich leicht, wenn der Patient schwitzt oder inkontinent ist <br> • Aufkleben erfordert Geschicklichkeit, Technik muss bekannt sein |

| Tab. 4.13 Semipermeable Wundfolien. *(Forts.)* | |
|---|---|
| **Indikationen** | • Bei oberflächlichen, nicht nässenden Wunden, Wunden in der Epithelisierungsphase<br>• Bei primär heilenden Wunden, Operationswunden<br>• Als Sekundärwundauflage oder zum Fixieren von anderen Produkten<br>• Abdeckung des Wundgebietes im Rahmen der Vakuumversorgung<br>• Fixierung von i. v.-Kathetern |
| **Anwendung** | • Auf die trockene und fettfreie Haut aufbringen, ggf. vorher Haare rasieren oder kürzen<br>• Etwa 2 cm überlappend aufkleben<br>• Möglichst faltenfrei aufkleben<br>• Nicht unter Zug aufkleben, damit keine Spannungsblasen entstehen<br>• Applikationshinweise der einzelnen Hersteller beachten<br>• Verbandswechsel nach spätestens 7 Tagen<br>• Zum Entfernen: Folie an einer Ecke lösen und dann parallel zur Oberfläche nach und nach dehnen. So verliert der Kleber seine Haftkraft und die Folie kann verletzungsfrei entfernt werden |
| **Produktauswahl** | • Fixomull® transparent (BSN medical)<br>• 3M™ Tegaderm™ Transparentverband (3M Deutschland)<br>• Askina® Derm (B. Braun)<br>• Blisterfilm® (Covidien Deutschland)<br>• Hydrofilm®, Hydrofilm® Roll (Paul Hartmann)<br>• Mepore Film (Mölnlycke Health Care)<br>• Opsite® Flexifix, Flexigrid (Smith & Nephew)<br>• Optiskin® Film (URGO)<br>• Suprasorb® F (Lohmann & Rauscher) |

## 4.7 Interaktive Wundauflagen

**Interaktive Wundlagen** schaffen nicht nur ein idealfeuchtes und warmes Wundklima, sie enthalten vielmehr auch Substanzen, die mit der Wunde in Kontakt treten und aktiv die Wundheilungsprozesse beeinflussen und unterstützen sollen. Da diese Produkte verhältnismäßig teuer sind, muss die Indikation für die Anwendung individuell und sorgfältig gestellt werden.

### 4.7.1 Kollagen-Wundauflagen

**Kollagen-Wundauflagen** sollen die Granulation und die Epithelisierung (▶ 2.1.2, ▶ 2.1.3) beschleunigen (▶ Tab. 4.14).

**Tab. 4.14  Kollagen-Wundauflagen.**

| | |
|---|---|
| **Beschreibung** | Diese schwammartigen Wundauflagen werden aus Rinder- oder Schweinekollagen hergestellt. Durch die offenporige Struktur werden Exsudat und Zelltrümmer gut aufgenommen. Sie sollen außerdem die Synthese und Organisation von körpereigenem Kollagen fördern und somit die Wundheilung beschleunigen sowie auch die Belastbarkeit der Narbe und das kosmetische Ergebnis verbessern. Kollagen kann bestimmte Matrixmetalloproteinasen *(MMPs)* binden (▶ 4.7.3). |
| **Vorteile** | • Reinigender Effekt durch hohe Saugleistung<br>• Kollagen-Wundauflage wird vollständig durch die Wunde resorbiert |
| **Nachteile** | • Müssen bei schwach exsudierenden Wunden mit Kochsalz- oder Ringer-Lösung angefeuchtet werden<br>• Aus tierischem Material gewonnen, wird nicht von allen Wundpatienten gewünscht<br>• Sekundärabdeckung durch eine hydroaktive Wundauflage notwendig<br>• Nicht bei infizierten Wunden und trockenen Nekrosen geeignet |
| **Indikationen** | • Chronische, sekundär heilende Wunden jeder Genese<br>• Bei stagnierender Wundheilung<br>• Zur Blutstillung geeignet |
| **Anwendung** | • Wundauflage auf die erforderliche Größe zusammenfalten oder zuschneiden<br>• In die Wunde einbringen und leicht andrücken<br>• Ggf. anfeuchten<br>• Sekundärverband abhängig von der Exsudatmenge wählen<br>• Kollagenprodukte werden nicht gewechselt, sondern bleiben bis zur völligen Resorption in der Wunde. Bei Wechsel des Sekundärverbandes werden die Reste belassen |
| **Beispiele** | • Promogran® (KCI Medizinprodukte)<br>• Promogran® Prisma mit Silber (KCI Medizinprodukte)<br>• Suprasorb® C (Lohmann & Rauscher)<br>• ROGG® Bio Kollagen (ROGG Verbandstoffe)<br>• SorboCept® C (Pharmacept) |

| Tab. 4.15 Hyaluronsäurehaltige Wundprodukte. | |
|---|---|
| Beschreibung | Hyaluronsäure findet sich in großen Mengen in der Haut und anderen Geweben. Sie hat die Fähigkeit, Wasser zu binden. Dadurch verleiht sie vielen Geweben und Körperflüssigkeiten Viskosität und Elastizität. Hyaluronsäure soll die Ausbildung von Kapillaren in der Wunde, die Bildung von Fibroblasten und die Teilung von Epithelzellen unterstützen. Dadurch kann sie die Wundheilung in der Granulations- und Epithelisierungsphase verbessern. Liegt in unterschiedlichen Applikationsformen vor: Faservlies, Granulat, Hydrogel, Spray. |
| Vorteile | • Hohe Exsudataufnahmefähigkeit<br>• Wird meist vollständig von der Wunde resorbiert |
| Nachteile | • Sekundärverband notwendig<br>• Nicht für infizierte und stark belegte oder nekrotische Wunden geeignet<br>• Darf nicht in Verbindung mit Antiseptika (▶ 4.2) angewendet werden |
| Indikationen | Chronische, sekundär heilende Wunden, v. a. bei stagnierender Wundheilung |
| Anwendung | • Wunde muss sorgfältig gereinigt werden<br>• Weitere Anwendung und Verbandswechselintervalle nach Herstellerangaben |
| Produktauswahl | • Hyalofill®-F, R (ATGmed)<br>• Hyalogran® Mikrogranulat (ATGmed)<br>• Textus heal® Wundspray (Biocell)<br>• HYALO4® Kompressen, Spray, Creme, Gel (Fidia Pharma) |

## 4.7.2 Hyaluronsäurehaltige Wundprodukte

**Hyaluronsäure** ist ein Bestandteil der Haut und bekannt als Inhaltsstoff in Kosmetika. In der Wunde soll sie die Wundheilung fördern (▶ Tab. 4.15).

## 4.7.3 Wundtherapeutika zur Verminderung der Matrixmetalloproteinasen

**Matrixmetalloproteinasen** *(MMPs)* sind überschüssige Enzyme im Wundbett, die den pH-Wert nachteilig verändern und die Wundheilung behindern. Spezielle Wundtherapeutika sollen die Proteinasen binden bzw. inaktivieren (▶ Tab. 4.16).

**Tab. 4.16 Wundtherapeutika zur Verminderung von Matrixmetalloproteinasen.**

| | |
|---|---|
| Beschreibung | Allen chronischen Wunden ist gemeinsam, dass sich im Wundexsudat große Mengen an Matrixmetalloproteinasen *(MMPs)* nachweisen lassen. Diese sind dafür verantwortlich, dass die Wundheilung stagniert, weil sie die Vorgänge, die zur Bildung von Granulationsgewebe (▶ 2.1.2) führen, blockieren. Wundtherapeutika sollen diese MMPs vermindern oder inaktivieren. Ein weiterer Ansatz dieser Wundtherapeutika ist, den pH-Wert in den sauren Bereich abzusenken. Durch diese wird die Aktivität der MMPs verringert. Außerdem bewirkt ein saurer pH-Wert ein verlangsamtes Wachstum von Bakterien. |
| Indikationen | Chronische, sekundär heilende Wunden mit stagnierender Wundheilung |
| Anwendung | • Wunde muss gut gereinigt werden<br>• Weitere Anwendung und Verbandswechselintervalle nach Herstellerangaben |
| Produktauswahl | • Cadesorb® Proteasen-modulierender Salbenverband (Smith & Nephew)<br>• Tegaderm™ Matrix (3M Medica)<br>• UrgoCell® Start, UrgoStart® URGO<br>• Principielle® Matrix (Principielle)<br>• Wundprosan® Wundgel (Orbamed) |

## 4.7.4 Geruchsbindende Wundauflagen

**Wundgeruch** stellt für viele Patienten, deren Angehörige und auch die Pflegenden ein großes Problem dar. Vor allem in der Reinigungsphase verbreiten viele Wunden einen unangenehmen Geruch. **Geruchsbindende Wundauflagen** mit Aktivkohle können Gerüche aufnehmen (▶ Tab. 4.17).

**Tab. 4.17 Geruchsbindende Wundauflagen.**

| | |
|---|---|
| Beschreibung | Aktivkohle ist in der Lage, Geruchs- und Eiweißmoleküle in seinen Poren aufzunehmen und einzuschließen. Manche Hersteller kombinieren die Aktivkohle mit Silber bzw. stark saugfähigen Materialien. |
| Vorteile | Effektive Geruchsbindung |
| Nachteile | • Aktivkohlekompressen dürfen nicht zerschnitten werden<br>• Meist Sekundärverband notwendig |

| Tab. 4.17 Geruchsbindende Wundauflagen. *(Forts.)* | |
|---|---|
| **Indikationen** | • Infizierte Wunden, die mit einer starken Geruchsbildung einhergehen<br>• Übelriechende Wunden, z. B. exulzerierende Tumorwunden, Abszesse |
| **Anwendung** | • Kompressen flach auf die Wunde aufbringen oder in die Wunde einlegen<br>• Sekundärverband abhängig von der Exsudatmenge wählen<br>• Verbandswechsel bei Bedarf, abhängig von der Exsudatmenge und der Geruchsbildung, in der Regel alle 24 Std. |
| **Produktauswahl** | • Askina® Carbosorb (B. Braun)<br>• CarboFlex® (ConvaTec)<br>• Carbonet® (Smith & Nephew)<br>• Vliwaaktiv® Aktivkohle (Lohmann & Rauscher) |

**4**

## 4.7.5 Hydrophobe, keimreduzierende Wundauflagen

Die **hydrophobe, keimreduzierende grüne Wundauflage** Cutimed® Sorbact® bekämpft Mikroorganismen in Wunden ohne chemische Substanzen, rein physikalisch. Nach und nach vermindert sich die Keimzahl in der Wunde (▶ Tab. 4.18).

| Tab. 4.18 Hydrophobe, keimreduzierende Wundauflagen | |
|---|---|
| **Beschreibung** | Die wirkstofffreie hydrophobe *(wasserabweisende)* Sorbact®-Beschichtung bindet die ebenfalls hydrophoben Wundbakterien und Pilze irreversibel an sich. Diese werden nicht abgetötet, aber beim nächsten Verbandswechsel mit aus der Wunde entfernt, sodass sich die Keimzahl in der Wunde reduziert. Es gibt verschiedene Applikationsformen, z. B. Tupfer, Kompresse, Tamponade. Je nach Exsudatstärke liegt das Produkt auch in Verbindung mit Alginat, Supraabsorbern, PU-Schaum, Gel vor. |
| **Vorteile** | • Keine bekannte Resistenzentwicklung bei Bakterien oder Pilzen<br>• Kein Abtöten von Bakterien und Pilzen, somit kein Freisetzen von Endotoxinen und damit einhergehende Heilungsverzögerung<br>• Im Therapieverlauf zeitlich uneingeschränkte Anwendungsdauer<br>• Keine bekannten Gegenanzeigen, keine Allergierisiken. |

**Tab. 4.18 Hydrophobe, keimreduzierende Wundauflagen** *(Forts.)*

| | |
|---|---|
| **Nachteile** | Sind keine bekannt |
| **Indikationen** | • Akute verschmutzte Wunden<br>• Chronische, sekundär heilende Wunden<br>• (Kritisch) kontaminierte und infizierte Wunden (▶ 1.4.3, ▶ 1.4.4)<br>• Im Rahmen einer VAC-Therapie (▶ 4.8) |
| **Anwendung** | Abhängig vom Produkt, deshalb Gebrauchsanweisung beachten. Je nach Wunde und Wundexsudat kann die Wunde 1–3 Tage in der Wunde bleiben. |
| **Produktauswahl** | • Cutimed® Sorbact® Gel<br>• Cutimed® Sorbact® als Kugeltupfer, Tamponade<br>• Cutimed® Siltec® Sorbact®<br>• Cutimed® Sorbact® Hydroactive B<br>• Cutimed® Sorbion® Sorbact® |

## 4.7.6 Silberhaltige Wundauflagen

**Silberhaltige Wundauflagen** erleben seit einigen Jahren einen großen Boom. Die meisten Hersteller haben mind. eine silberhaltige Wundauflage im Portfolio häufig sogar mehrere. Silber hat eine breite bakterizide Wirkung, auch gegen resistente Keime (▶ Tab. 4.19).

**Tab. 4.19 Silberhaltige Wundauflagen.**

| | |
|---|---|
| **Beschreibung** | Elementares Silber *(Silberionen)*, Silbersalze oder nanokristallines Silber haben eine breite bakterizide Wirkung gegen viele Bakterien, auch gegen multiresistente. Silber bildet Komplexe mit der Bakterienzelle, die dann zugrunde geht. Es bindet auch Bakterientoxine. Silber wird teilweise mit Aktivkohle kombiniert, da infizierte Wunden meist auch eine deutliche Geruchsbildung haben. Viele Hersteller kombinieren das Silber mit saugfähigen Materialien, z. B. Alginaten oder Schaumstoffen, da infizierte Wunden häufig eine starke Exsudatbildung haben. Silberhaltige Wundauflagen gibt es in unterschiedlichen Größen und Applikationsformen. Als Tamponadenstreifen kann es gut in Fistelungen und Unterminierungen eingebracht werden. |
| **Vorteile** | • Bakterizide Wirkung mit breitem Wirkspektrum<br>• Lange Wirkdauer<br>• Gute Verträglichkeit |

| Tab. 4.19 Silberhaltige Wundauflagen. *(Forts.)* | |
|---|---|
| **Nachteile** | • Sekundärverband notwendig<br>• Wunde muss ausreichend feucht sein<br>• Überempfindlichkeit gegen Silber ist möglich<br>• Haften teilweise an<br>• Teilweise ist ein Sekundärverband notwendig |
| **Indikationen** | • Infizierte oder infektionsgefährdete Wunden<br>• Aufgrund hoher Kosten, potenzieller Toxizität und fraglicher Resistenzbildung sollten silberhaltige Wundauflagen nur nach sorgfältiger Indikationsstellung und nur so lange wie nötig bzw. so kurz wie möglich eingesetzt werden. |
| **Anwendung** | • Anwendung und Verbandswechselintervalle sind vom Produkt abhängig (Gebrauchsanweisung beachten)<br>• Bei trockenen Wunden muss die Wundauflage ggf. nach Herstellerangaben angefeuchtet werden<br>• Nach 14 Tagen (Wundinfektion sollte erfolgreich behandelt sein), spätestens nach 4 Wochen auf hydroaktive Wundauflage umstellen |
| **Produktauswahl** | • Acticoat®, Acticoat® 7, Site, Flex 3, Moisture Control (Smith & Nephew)<br>• Actisorb® Silver 220 (KCI Medizinprodukte)<br>• Allevyn® Ag, Gentle, Gentle Border (PU mit Silber) (Smith & Nephew)<br>• Aquacel® Ag (Hydrofaser mit Silber) (ConvaTec)<br>• Askina® Calgitrol Paste (B. Braun)<br>• Atrauman® Ag (Salbenkompresse mit Silber, ▶ 4.5) (Paul Hartmann)<br>• Biatain® Ag (PU mit Silber) (Coloplast)<br>• Mepilex® Ag (PU mit Silber) (Mölnlycke Health Care)<br>• Suprasorb® A + Ag (Alginat mit Silber), Vliwaktiv® Ag (Saugkompresse mit Aktivkohle und Silber) (Lohmann & Rauscher)<br>• UrgoCell® Silver (PU mit Silber), Urgosorb® Silver (Calciumalginat mit Silber), Urgotül® Silver (Polyestergitter mit Silber) (URGO) |

## 4.7.7 Antiseptikahaltige Wundauflagen und Hydrogele

**Antiseptikahaltige Wundauflagen und Hydrogele** sollen Keime in der Wunde reduzieren und hemmen. Nicht in allen Produkten ist der Wirkstoff als Antiseptikum zugelassen, sondern nur das Konservierungsmittel des Produkts (▶ Tab. 4.20).

**4**

| Tab. 4.20 Antiseptikahaltige Wundauflagen und Hydrogele. | |
|---|---|
| **Beschreibung** | Wundantiseptika (▶ 4.2) werden auf Baumwollkompressen, -binden oder Polyurethan-Schaumstoff aufgebracht oder in Form von Hydrogelen angewendet. Diese Wundauflagen sind als Medizinprodukte und nicht als Arzneimittel klassifiziert. Es handelt sich also nicht um Antiseptika im Sinne des Arzneimittelgesetzes, sondern um Konservierungsmittel. Dennoch sind die Substanzen in der Lage, die im Verband aufgenommenen Keime zu dezimieren. Sie werden teilweise auch im Rahmen der lokalen Unterdrucktherapie eingesetzt. |
| **Vorteile** | • Gele halten die Wunde feucht<br>• Gele sind durch die Konservierung nach Anbruch länger haltbar, Reste müssen nicht verworfen werden<br>• Unterstützen die Wundreinigung und -dekontamination<br>• Verhindern eine Bakterienvermehrung im Verband |
| **Nachteile** | • Sekundärverband notwendig<br>• Kontraindikationen je nach Antiseptikum beachten, nicht alle Produkte sind für infizierte Wunden vorgesehen<br>• Exsudataufnahmevermögen abhängig vom Verband |
| **Indikationen** | • Chronische, sekundär heilende Wunden<br>• Akute traumatische Wunden<br>• Abszesseröffnungen, chirurgische Inzisionen<br>• Einige Produkte sind nicht zur Behandlung infizierter Wunden vorgesehen |
| **Anwendung** | Anwendung und Verbandswechselintervalle sind vom Produkt abhängig, Gebrauchsanweisung beachten |
| **Produktauswahl** | • Kerlix™ AMD Antimikrobielle Verbände (Covidien): imprägniert mit Polihexanid 0,2 %<br>• Iodosorb® Gel (Smith & Nephew): 0,9 % elementares Jod<br>• Lavanid®-Wundgel (SERAG WIESSNER): enthält Polihexanid 0,04 %<br>• Octenilin® Wundgel (Schülke & Mayr): enthält Octenidin 0,05 %<br>• Prontosan® Wound Gel (B. Braun): enthält Polihexanid 0,1 %<br>• Repithel® Hydrogel (Mundipharma): enthält Povidon-Iod 3 %<br>• Suprasorb® X + PHMB (Lohmann & Rauscher): Hydrobalanceverband mit 0,3 % Polihexanid |

## 4.7.8 Wundauflagen mit Honig

Seit einigen Jahren gibt es **Wundauflagen mit Honig** auf dem Markt. Honig war früher v. a. in der ambulanten Pflege beliebt, obwohl gewöhnlicher Haushaltshonig nie für die Wundbehandlung zugelassen oder geeignet war (▶ Tab. 4.21).

| Tab. 4.21 Wundauflagen mit Honig. | |
|---|---|
| **Beschreibung** | Honig hat einen hohen Zuckergehalt (über 80 %). Dadurch ist er in der Lage, Flüssigkeit aus dem Gewebe zu ziehen, ein Wundödem wird so verringert. Gleichzeitig unterstützt das vermehrte Wundexsudat die Auflösung von Belägen. Honig hat einen niedrigen pH-Wert (ca. 4), der das Keimwachstum hemmt. Außerdem wirken weitere Bestandteile des Honigs bakterizid. Honig hat ebenfalls eine geruchsvermindernde Wirkung. |
| **Vorteile** | • Wundreinigende und antibakterielle Eigenschaften<br>• Angenehmer Geruch<br>• Wird vom Patienten in der Regel sehr gut akzeptiert |
| **Nachteile** | • Honig ist ein Naturprodukt und lässt sich nur bedingt standardisieren. Die Zusammensetzung ist abhängig von dem Nektar, den die Bienen gesammelt haben<br>• Eine Belastung mit Pestiziden, Schwermetallen u. a. gesundheitsbedenklichen Substanzen kann nicht ausgeschlossen werden (allerdings soll Honig aus Neuseeland standardisiert und wenig mit Schadstoffen belastet sein)<br>• Durch den osmotischen Wasserentzug sind Schmerzen möglich<br>• Allergische Reaktionen sind möglich |
| **Indikationen** | • Chronische, sekundär heilende Wunden<br>• Exulzerierende Wunden (▶ Abb. 1,17, ▶ Abb. 1.18)<br>• Kontaminierte und infizierte Wunden (▶ 1.4)<br>• Übelriechende Wunden |
| **Anwendung** | Anwendung und Verbandswechselintervalle sind vom Produkt abhängig (Gebrauchsanweisung beachten) |
| **Produktauswahl** | • InfectoHoney® (Infectopharma)<br>• Medihoney® Wundgel, Gelverband, Tüllverband (Vertrieb: ApoFit)<br>• MelMax® (Principelle) |

4

4

**LESE- UND SURFTIPP**

Es gibt eine Vielzahl von Wundbehandlungsprodukten und Wundauflagen auf dem Markt. Für Pflegende ist es daher nicht einfach, den Überblick zu behalten. Anette Vasel-Biergans und Wiltrud Probst haben in dem Buch „Wundauflagen für die Kitteltasche: Band 1 Konventionelle und hydroaktive Wundauflagen, Band 2 Spezielle Wundversorgung und Produkte für den Handverkauf" (4. A. Stuttgart: Wissenschaftliche Verlagsgesellschaft, 2017) über 250 auf dem Markt befindliche Produkte zusammengestellt und anhand der Gebrauchsanweisungen klassifiziert. Zur kurzen und prägnanten Vorstellung der verschiedenen Wundauflagen und Wundbehandlungsmittel dienten diese Bücher als Grundlage.

## 4.8 Lokale Unterdrucktherapie

—————————————— **Definition** ——————————————

**Lokale Unterdrucktherapie** (*TNP: Topical Negative Pressure, topische negative Druckbehandlung; VAC: Vacuum Assisted Closure, vakuumassistierte Verschlussbehandlung*): In der Praxis auch häufig als Vakuumtherapie oder Vakuumversiegelung bezeichnet. Mit einer speziellen Vakuumpumpe werden kontinuierlich Exsudat, Zelltrümmer, Beläge und Mikroorganismen aus der Wunde gesaugt.

Die **lokale Unterdrucktherapie** ist, trotz hohen technischen und materiellen Aufwands, inzwischen eine gute und alternative Therapieoption bei sekundär heilenden und chronischen Wunden (▶ Abb. 4.3). Besonders bei stagnierender Wundheilung kann sie diese wieder anregen. Außerdem saugt sie effektiv große Exsudatmengen aus der Wunde (▶ Tab. 4.22).

## 4.9 Negativlisten zur Lokaltherapie von Wunden

Bei vielen Produkten und Methoden sind sich Wundexperten unterschiedlichster Initiativen, Arbeitsgruppen und Kompetenzzentren einig, dass diese nicht mehr zur Wundbehandlung angewendet werden sollten – so entstanden sog. **Negativlisten.** Die nachfolgenden Zusammenstellungen erheben keinen Anspruch auf Vollständigkeit, machen aber deutlich, von welchen Produkten und Methoden sich Wundbehandler distanzieren sollten, die sich einer modernen Wundversorgung verpflichtet fühlen. [16]

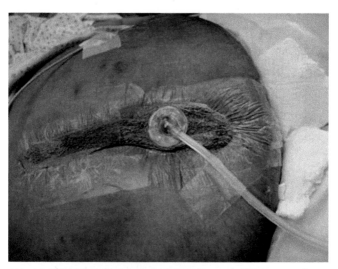

**4**

Abb. 4.3 **Lokale Unterdrucktherapie.** Zur raschen und effektiven Wundreinigung, Abtransport von Wundsekret, Zelltrümmern, Bakterien und zur
raschen Ausbildung eines gut durchbluteten Granulationsrasens. In die
offene Bauchwunde (Platzbauch, Z. n. Nahtdehiszenz nach Peritonitis)
wurde ein offenporiger PU-Schaumstoff eingelegt und sorgfältig mit einem
Folienverband abgedeckt. Anschließend wurde über ein Loch im Folienverband der Drainageschlauch eingelegt und mit der Vakuumpumpe
verbunden. [E434-004]

| Tab. 4.22 Lokale Unterdrucktherapie. | |
| --- | --- |
| **Beschreibung** | Die Wunde wird mit einem Wundfüller (z. B. offenporiger PU-Schaumstoff, ▸ 4.6.8, mit/ohne Silber, antimikrobieller Verbandmull) aufgefüllt. In die Wunde wird ein Drainageschlauch (rund oder flach oder als sog. Port) eingelegt, dann die ganze Wunde mit einer Folie abgedeckt. Der Drainage-schlauch wird anschließend mit einer Vakuumpum-pe verbunden und der angeordnete Sog (Vakuum) eingestellt. Der Wundfüller bewirkt, dass sich der Sog über die ganze Wundfläche und auch in Wundhöhlen gleichmäßig verteilt. Durch den Sog wird die Wunde aktiv gereinigt, Zelltrümmer, Beläge, Keime und Exsudat werden aktiv aus der Wunde gesaugt, Wundödeme werden reduziert. Der Saugreiz verbessert die Durchblutung im Wundgebiet und regt die Bildung von Granula-tionsgewebe an. |

**Tab. 4.22  Lokale Unterdrucktherapie.** *(Forts.)*

| | |
|---|---|
| **Vorteile** | • Auch bei großflächigen und schwierigen Wundsituationen einsetzbar<br>• Auch bei unterminierten Wunden, Wundhöhlen und -taschen möglich<br>• Rasche und effektive Wundreinigung, Beseitigung von Wundödemen<br>• Auch für infizierte Wunden geeignet<br>• Verhindert eine Kontamination der Umgebung mit Wundkeimen und dass Keime aus der Umgebung in die Wunde gelangen<br>• Rasche Ausbildung von gut durchblutetem Granulationsgewebe<br>• Seltenere Verbandswechsel, v. a. bei stark exsudierenden Wunden<br>• Schnellere Wundheilung<br>• Kleine Saugpumpen für mobile Patienten erhältlich |
| **Nachteile** | • Aufwendige und anspruchsvolle Technik, spezielle Erfahrung bzw. Schulung notwendig<br>• Einiges an Zubehör und Materialien notwendig<br>• Hochgradige Infektionsgefahr bei Vakuumverlust durch okklusive Wundabdeckung<br>• Antrag auf Kostenübernahme muss vor Therapiebeginn beim Kostenträger gestellt werden, besonders außerhalb des Krankenhauses |
| **Indikationen** | • Mäßig bis sehr stark exsudierende Wunden, zum Exsudatmanagement<br>• Traumatische Wunden<br>• Aufklaffende Operationswunden, z. B. Platzbauch<br>• Sekundär heilende Wunden, zur Reinigung und Förderung der Granulation<br>• Versorgung von Wunden an schwierig zu erreichenden Körperstellen<br>• Bei tiefen Wunden, Wundhöhlen und -taschen<br>• Kontraindikationen beachten, z. B. freiliegende Arterien, Venen, Organe, Nerven, Knochen und Sehnen. In der Regel sind auch maligne Wunden Kontraindikationen |
| **Anwendung** | Die Produkte und das Zubehör unterscheiden sich je nach Hersteller. In der Regel haben alle Hersteller von Vakuumpumpen auch entsprechende Verbandmaterialien, sog. Wunddrainage- bzw. Vakuumdrainage-Kits. Häufig wird die Versorgung von Mitarbeitern der Hersteller durchgeführt. Pflegefachpersonen müssen sorgfältig für die Durchführung und Überwachung einer Vakuumversorgung geschult werden. |

| Tab. 4.22 Lokale Unterdrucktherapie. *(Forts.)* | |
| --- | --- |
| **Beispiele** | • Atmos S042® NPWT (ATMOS Medizintechnik)<br>• Invia® Liberty (Medela Medizintechnik)<br>• Vivano® Tec Unterdruckeinheit (Paul Hartmann)<br>• Suprasorb® CNP P1/P2 Therapie und Suprasorb CNP Kit (Lohmann & Rauscher)<br>• Renasys® GO/EZ und verschiedene Wundversorgungs-Kits (Smith & Nephew)<br>• V. A. C. Veraflo™ Therapy (KCI) |

## 4.9.1 Absolute Negativliste

Auf der **absoluten Negativliste** befinden sich Stoffe, Produkte und Methoden, die aus unterschiedlichen Gründen auf keinen Fall mehr zum Einsatz kommen sollten. [16]

**4**

### Potenziell oder erwiesenermaßen gesundheitsgefährdende Substanzen

**A C H T U N G**
**Gesundheitsgefährdende Substanzen**

• Quecksilber: toxisch
• Teerprodukte: krebserregend
• Mercuchrom®, Fibrolan®: keine Zulassung mehr
• u. a.

### Negative oder qualitativ ungeeignete Rohstoffe

**A C H T U N G**
**Ungeeignete Rohstoffe (bei Rezepturen aus der Apotheke)**

• Essigsäure
• Farbstoffe, z. B. Fuchsin, Merbromin
• Lebertran
• Kaliumpermanganat
• Alaun
• Chinosol
• Jodoform
• Tannin
• Silbernitrat
• Penicillin und andere Antibiotika
• Perubalsam
• Ichtyol und andere Teerderivate
• u. a.

## Off-Label-Therapie mit Lokal- oder Systemtherapeutika

### ACHTUNG
**Off-Label-Therapie: Anwendung außerhalb der Zulassung**

Unter **Off-Label-Therapie** versteht man die Anwendung von zugelassenen Wirkstoffen und Substanzen außerhalb ihrer Zulassung. Beispiele im Rahmen der Wundbehandlung sind:
- Glukose-Infusionslösungen und Aminosäure-Lösungen in verschiedenen Konzentrationen. Sie haben ihre Zulassung für die parenterale Ernährung.
- Insulin ist ein parenterales Antidiabetikum.
- Heparin ist ein parenterales Antikoagulans.
- Vitamin-C-Pulver oder -Ampullen werden bei einem Vitamin-C-Mangelzustand eingesetzt.
- Flammazine®, Brandiazin® haben die Zulassung für Verbrennungen.
- Panthenol-Salbe (z. B. Bepanthen®) hat eine Zulassung für die Hautpflege und oberflächliche Bagatellwunden, z. B. Schürfwunden.

## Produkte anderer Rechtsgebiete ohne Eignung oder Prüfung

### ACHTUNG
**Tatbestand der Körperverletzung**

Die nachfolgenden Produkte dürfen nicht angeordnet und von Pflegenden angewendet werden. Die Anwendung stellt den Tatbestand einer (vorsätzlichen) Körperverletzung dar.
- Farbstoffe wie Kristallviolett-, Pyoktanin- oder Brilliantgrün-Lösung. Für sie gibt es nur noch ganz wenige Indikationen in der Dermatologie.
- Melkfett ist ein Produkt aus der Veterinärmedizin und wird zur Euterpflege bei Kühen angewendet.
- Lebensmittel wie Honig, Zucker, Quark, Kohlblätter, Rotwein oder Tee sind nicht zu therapeutischen Zwecken zugelassen.
- Substanzen wie Zahnpasta, Heilerde, Teebaum- bzw. Lavendelöl oder Glyzerin haben ebenfalls keine therapeutische Zulassung.

## Produkte ohne Verkehrsfähigkeit

### ACHTUNG
**Seit 2003 ohne Zulassung**

Diese und andere Produkte, die lange Zeit im Rahmen der Wundbehandlung eingesetzt wurden, haben seit der Novelle des Arzneimittelgesetzes *(AMG)* 2003 **keine Zulassung mehr als Arzneistoffe:**

- Aureomycin®-Wundpuder
- Debrisorb®-Puder
- Fibrolan®-Salbe
- Fucidine®-Puder/Gaze
- Mercuchrom®
- Refobacin®-Puder
- Sofra-Tüll®-Gaze
- Terramycin®-Puder
- Wobenzym®-Salbe
- u.a.

Mit einigen Produkten sind die Hersteller ins (weniger strenge) Medizin-produkterecht ausgewichen, haben die Indikationen oder die Inhaltsstoffe verändert und die Produkte mit leicht geänderten Namen weiterhin auf dem Markt gehalten. [16]

**4**

LESE- UND SURFTIPP
Der Apotheker Werner Sellmer hat viele Artikel zu lokaler Wundbe-handlung veröffentlicht und hat auch an der Konsensusempfehlung zur Wundantiseptik mitgearbeitet. Auf seiner Homepage findet man viele interessante Informationen und Artikel.
www.werner-sellmer.de.

## 4.9.2 Relative Negativliste

Die **relative Negativliste** umfasst Stoffe, Produkte und Methoden, die nicht mehr dem aktuellen Kenntnisstand entsprechen, die also **veraltet** *(obsolet)*, aber **trotzdem legal** sind. Hierzu gehören: [16]

- Wundspüllösungen, welche die Wunde reizen, verfärben, traumati-sieren oder für Allergien verantwortlich sind, z.B. Ethanol und ethanolische Verdünnungen, Wasserstoffperoxid ($H_2O_2$ 3 %), hyperosmolare Kochsalzlösungen (NaCl 10 %, 20 %), Ethacridinlac-tatlösung (Rivanol®), Glukoselösungen in verschiedenen Konzen-trationen, Leitungswasser (▶ 4.1.2).
- Lokalantibiotika (z.B. Leukase®, Nebacetin®, Sulmycin® oder Aureomycin®) sind durch mangelnde Penetration, niedrige Konzentration in der Wunde, häufige Allergisierung und schnelle Resistenzbildung nicht mehr geeignet. Sie lassen sich problemlos durch moderne Antiseptika ersetzen. Wird ein Antibiotikum benötigt, dann wird es systemisch (oral, parenteral) verabreicht.
- Alte Desinfektionsmittel, z.B. Wasserstoffperoxid ($H_2O_2$), Rivanol®, Kaliumpermanganat oder Chinosol®, sind aufgrund von Wirkungs-lücken, schmerzhafter Anwendung, Wundverfärbung und Aller-gisierung nicht mehr empfohlen.
- Produkte auf der Basis von Kortikosteroiden (z.B. Celestan®, Ultralan® Betnesol-V® oder Volon® A) hemmen die Wundheilung.

Ggf. kann eine kurzzeitige lokale Behandlung der Wundumgebung mit Kortikosteroiden bei hochgradigen Entzündungen notwendig werden.

- Pflanzliche Produkte, z. B. Ringelblumensalbe oder Lavendelöl, sind aufgrund häufiger allergischer Reaktionen und fehlendem wissenschaftlichen Wirknachweis verzichtbar.

### 4.9.3  Überholte und ungeeignete Methoden und Vorgehensweisen

- **Wund- und Fußbäder:** Es besteht die Gefahr der Keimverschleppung in die Umgebung. Außerdem ist die Aufbereitung von Fußbadewannen, Dusch- oder Badewannen aufwendig. Mikroorganismen, Zelltrümmer und Wundexsudat können nicht abfließen, kontaminieren auch die gesunde Umgebungshaut. Desinfizierende Wirkstoffe können in keine ausreichende Konzentration gebracht werden (Problematik des Leitungswassers, ▶ 4.1.2).
- **Trockene Wundverbände:** Die Wundbehandlung mit Mull- oder Vlieskompressen (▶ 4.5) trocknet und kühlt die Wunde aus, was nachweislich die Wundheilung stagnieren lässt. Trockene Kompressen verkleben mit der Wunde und führen zu traumatisierenden und schmerzhaften Verbandswechseln. Imprägnierte Gazen (▶ 4.5), die ein Verkleben der Wundauflage mit der Wunde verhindern sollen, dürfen nicht länger als einen Tag belassen werden. Mullkompressen u. Ä. müssen häufiger gewechselt werden, da sie nur eine begrenzte Saugkapazität haben. Dies stört die notwendige Wundruhe und ist personal- und kostenintensiv.
- **Unsteriles Arbeiten** mit dem Argument, dass in einer chronischen oder infizierten Wunde sowieso Keime enthalten seien. Dies ist hochgradig unprofessionell und birgt die Gefahr der Re-Infektion. Hygienisch unsachgemäß ist auch die Aufbewahrung von Produkten, die nach Anbruch verworfen werden müssen oder nur 24 Std. haltbar sind, weil sie kein Konservierungsmittel enthalten (Kochsalz- und Ringer-Lösung), und die Wiederverwendung von sterilen Einmalprodukten nach dem Medizinproduktegesetz.
- **Kombinieren von Wirkstoffen:** Wirkstofffreie moderne Wundbehandlungsmittel wie z. B. Gele, Alginate oder Polyurethan-Schaumstoffkompressen können in der Regel gut miteinander kombiniert werden. Vorsicht ist bei allen wirkstoffhaltigen Produkten wie Antiseptika, silberhaltigen Wundauflagen, Kollagen und Hyaluron, Arzneimitteln und Rezepturen geboten. Hier muss die Verträglichkeit untereinander unbedingt vorher geklärt oder eine Kombination ggf. unterlassen werden. [16]

# 5 Phasengerechte Behandlung von Wunden

## 5.1 Allgemeine Prinzipien

**Wundbehandlung** ist heute mehr als nur das Aufbringen einer Wundauflage. Zu einer zeitgemäßen und modernen Wundversorgung gehört:

- Wundspezifisches Assessment (▶ 3.1)
- Phasengerechte Wundbehandlung (▶ 5.4)
- Ausschaltung oder Reduzierung von Ursachen, Risiko- oder Störfaktoren (▶ 2.2.1, ▶ 2.2.2, ▶ Kap. 6)
- Verbesserung des Allgemein- und Ernährungszustands (▶ Kap. 7)
- Schmerzbehandlung (▶ 6.6)
- Psychosoziale Betreuung des Wundpatienten
- Verbesserung der Lebensqualität des Wundpatienten
- Einschätzung und Verbesserung der Selbstpflegefähigkeiten des Wundpatienten und seiner Angehörigen (▶ 3.2).

Angesichts der vielfältigen Aufgaben hat sich der Begriff **Wundmanagement** inzwischen etabliert. Wundmanagement erfordert spezielles Fachwissen, Wundverantwortliche und Wundmanager haben deshalb eine entsprechende Weiterbildung besucht (▶ Kap. 9).

> **LESE- UND SURFTIPP**
>
> Weiterbildungen im Bereich „Wundmanagement" bieten nationale Fachgesellschaften an:
> - Deutsche Gesellschaft für Wundheilung und -behandlung e.V. (DGfW). www.dgfw.de
> - Initiative Chronische Wunden e.V. (ICW). www.icwunden.de

## 5.2 Behandlung chirurgischer Wunden

**Chirurgische Wunden** entstehen im Rahmen von Operationen, Punktionen und anderen invasiven ärztlichen Eingriffen. Normalerweise wurde die Haut vor der Eröffnung gereinigt und desinfiziert, die Eröffnung der Epidermis und tieferer Gewebeschichten fand mit sterilen Instrumenten statt. Das Infektionsrisiko ist bei diesen Wunden deutlich geringer als bei traumatischen Wunden. [17]

### 5.2.1 Wundverschluss

Für den **Wundverschluss** stehen verschiedene Möglichkeiten zur Verfügung. [18]

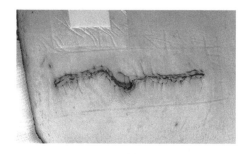

Abb. 5.1 **Einzelknopfnaht.** Die Wunde steht nicht unter Spannung und weist auch sonst keine Komplikationen auf. Entfernung der Nähte ▶ 5.2.5. [K183]

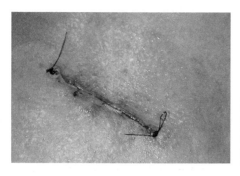

Abb. 5.2 **Intrakutannaht.** Die Wunde zeigt eine ganz leichte Entzündungsreaktion. Entfernen des Fadens ▶ 5.2.5. [E816]

## Hautnaht

Die häufigsten **Nahttechniken** sind:

- **Einzelknopfnaht.** Dabei leitet der Arzt den Faden nach jedem Stich aus der Haut aus und verknotet ihn neben der Operationswunde (▶ Abb. 5.1).
- **Intrakutannaht.** Dabei wird die Haut so adaptiert, dass der Faden strickleiterförmig im Hautniveau verläuft. Der resorbierbare Faden wird dabei an beiden Enden unter Hautniveau verknotet und muss nicht gezogen werden. Der nicht resorbierbare Faden wird jeweils an den Enden ausgeleitet und fest verknotet. Beim Fadenzug wird der Faden nach Abschneiden eines Endes am anderen Ende unter Zug entfernt. Da das kosmetische Ergebnis einer Intrakutannaht im Vergleich zur Einzelknopfnaht deutlich besser ist (kein „Reißverschluss"), setzt der Arzt die Intrakutannaht meist dann ein, wenn ein spannungsfreier Wundverschluss an sichtbaren Körperstellen erzielt werden kann (▶ Abb. 5.2).

## Klammern

Alternativ zur klassischen Naht mit Nadel und Faden kann die Haut auch mit **Klammern** verschlossen werden (▶ Abb. 5.3). Dazu benutzt der Arzt einen Klammerapparat, der die Klammern ins Gewebe drückt und dort zu

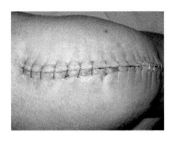

Abb. 5.3 **Geklammerte Operationswunde.** Die Wunde sieht unkompliziert aus. Eventuell wird beim
Entfernen der Klammern zunächst
nur jede zweite entfernt, v. a. wenn
die Wunde unter Spannung steht.
[O623]

einem Rechteck formt. Großer Vorteil der geklammerten gegenüber der
konventionellen Hautnaht ist die Zeitersparnis bei relativ gutem
kosmetischen Ergebnis. Daher werden insbesondere langstreckige Haut-
schnitte geklammert.

## Wundnahtstreifen und Gewebekleber

**Klammerpflaster** *(Wundnahtstreifen)* und **Gewebekleber** kommen eher
in der chirurgischen Ambulanz als nach einer Operation zum Einsatz.
Kleine Wunden ohne Spannung werden meist mit Klammerpflastern verschlossen. Zusätzlich kann zur Nahtsicherung ein Gewebekleber (z. B.
Histoacryl®) verwendet werden. Der Vorteil dieses Wundverschlusses
liegt in der Gewebeschonung und einem guten kosmetischen Ergebnis.
Besonders bei Patienten mit großer Angst vor Spritzen und Nahtmaterial
(z. B. Kinder, psychisch Kranke) und bei Wunden im Gesicht (z. B. Platzwunde) kann dieser Wundverschluss erwogen werden (▶ Abb. 5.4).

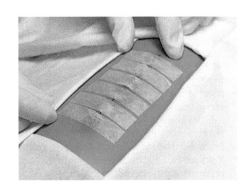

Abb. 5.4 **Wund-
nahtstreifen.** Mit
einem Wundnaht-
streifen verschlos-
sene Wunde. Sie
können auch eine
Naht oder
Klammerung
stabilisieren, wenn
diese stark unter
Spannung steht.
[E896]

## 5.2.2 Wunddrainagen

Ist der eigentliche operative Eingriff beendet und wird postoperativ ein
vermehrter Blut- bzw. Sekretfluss erwartet, legt der Operateur vor dem
Wundverschluss eine oder mehrere **Drainagen** *(engl. „to drain": ableiten,
trockenlegen)* in das Operations- oder Wundgebiet ein. Durch die

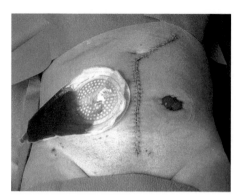

Abb. 5.5 **Wundversorgung mit Easy-Flow-Drainage.** Das Sekret wird in einen Adhäsivbeutel abgeleitet. Die große Bauchwunde ist geklammert und sieht unkompliziert aus. Im linken Mittelbauch ist ein Enterostoma (künstlicher Darmausgang). [K183]

Ableitung von Blut und Wundsekret wird das Infektionsrisiko gesenkt und einer Spannung und Nahtdehiszenz vorgebeugt. [18]

### Drainagen ohne Sog

In kleine, oberflächliche Wundhöhlen legt der Operateur meist **Drainagen ohne Sog.** Diese leiten das Wundsekret durch den Kapillareffekt *(Dochtwirkung)* ab. Sie verhindern einen Sekretstau, da die Wunde an der Austrittstelle der Drainage offen bleibt und Sekret abfließen kann. Bei Easy-Flow- und Silikon-Kurzdrainagen wird das Wundsekret meist in einen Adhäsivbeutel (auch: *Easy-Flow-Beutel,* selbstklebender Sekretbeutel ähnlich einem Enterostomabeutel) abgeleitet *(halboffenes Drainagesystem,* ▶ Abb. 5.5). Bei Penrose-Drainagen oder Gummilaschen fließt das Sekret meist in die Wundauflage *(offene Ableitung,* ▶ Abb. 1.21).

### Drainagen mit Sog

Die **Redon-Saugdrainage** besteht aus zwei Teilen:

- Nicht komprimierbarer **Kunststoffschlauch.** Eines seiner Enden verbleibt in der Wunde und weist Löcher zur Aufnahme des Sekretes auf. Das andere Ende wird mit der Vakuum-Saugflasche verbunden. Damit der Drainageschlauch nicht versehentlich herausgerissen wird, fixiert der Operateur ihn meist mit einer Naht.
- **Vakuum-Saugflasche.** Diese besteht meist aus Kunststoff (Einwegmaterial), selten aus Glas (sterilisierbar), und ist mit einer Klemme versehen, die erst nach der Hautnaht geöffnet wird, damit sich das Vakuum nicht ausgleicht. Die Flaschen gibt es in verschiedenen Größen (▶ Abb. 5.6).

Redon-Drainagen liegen meist im Gelenk *(intraartikulär),* unter der Muskelfaszie *(subfaszial)* oder im Unterhautfettgewebe *(subkutan).* Der Sog zieht die Wundflächen zusammen, die dadurch schneller verkleben und zusammenwachsen.

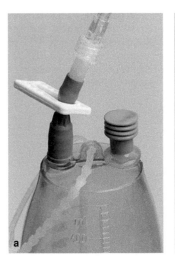
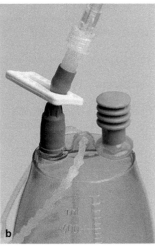

Abb. 5.6 **Redon-Drainage. (a)** Die zusammengefaltete „Ziehharmonika" zeigt an, dass noch ausreichend Sog in der Flasche ist. **(b)** Die entfaltete „Ziehharmonika" zeigt an, dass kein Sog mehr in der Flasche ist. Diese muss gewechselt werden. [K115]

### 5.2.3 Wundverband

Eine antiseptische Spülung vor Wundverschluss kann das Risiko einer postoperativen Wundinfektion signifikant senken. [17]

Nach Wundverschluss wird die Naht ggf. noch einmal desinfiziert. Dann wird der **Wundverband** angebracht. Eingelegte Drainagen werden mit sterilen Schlitzkompressen umlegt, die Hautnaht mit sterilen Kompressen abgedeckt und mit einem elastischen Klebeverband fixiert. Alternativ wird ein Wundschnellverband verwendet.

_____ In der Praxis _____

Bei Verwendung eines Klebeverbandes darauf achten, dass das Vlies nicht gespannt wird, da dies zu schlecht heilenden, infektionsgefährdeten **Spannungsblasen** führen kann.

### 5.2.4 Verbandswechsel bei Operationswunden

_____ In der Praxis _____

Alle Maßnahmen an der Operationswunde werden unter strikter Einhaltung **aseptischer Grundsätze** durchgeführt, um eine nosokomiale Wundinfektion mit nachfolgender sekundärer Wundheilung zu verhindern.

Meist wechseln die Pflegenden zusammen mit dem Stationsarzt im Rahmen der täglichen Verbandvisite die Verbände. Ist dies aus organisatorischen Gründen nicht möglich, erfolgt zumindest der erste postoperative Verbandswechsel zusammen mit dem Stationsarzt. Dies findet in vielen Häusern am zweiten oder dritten postoperativen Tag statt. Gründe für einen früheren Wechsel können eine massive Nachblutung oder ein zu enger Verband sein.

## Reihenfolge der Verbände

Bei der Organisation der Verbandvisite achten Ärzte und Pflegende auf folgende **Reihenfolge,** um die Gefahr einer Keimverschleppung zu minimieren: [18]

- Zuerst werden Patienten mit **aseptischen Wunden** (▶ 1.4.1), z. B. nach *Osteosynthesen,* verbunden.
- Anschließend wird der Verband bei Patienten mit **bedingt aseptischen Wunden,** z. B. nach Magenresektionen, gewechselt.
- Anschließend werden Patienten mit **kontaminierten Wunden** (▶ 1.4.2), z. B. nach unfallbedingten Weichteilverletzungen, versorgt.
- Anschließend erfolgt der Verbandswechsel bei Patienten mit **(kritisch) kolonisierten** (▶ 1.4.3) und **infizierten Wunden** (▶ 1.4.4), z. B. nach Abszessinzision, sekundär heilende Wunde mit Belägen und Exsudation.
- Zuletzt werden **Wunden,** die z. B. **mit MRSA, VRE** oder anderen **resistenten Keimen** besiedelt sind, verbunden.

Hat ein Patient verschiedene Wunden, z. B. eine Laparotomiewunde nach einer Cholezystektomie (bedingt aseptische Wunde) und eine Drainageaustrittsstelle (grundsätzlich kontaminierte Wunde), halten die Pflegenden und Ärzte dieselbe Reihenfolge ein, d. h., sie verbinden zuerst die Laparotomiewunde und anschließend die Drainageaustrittsstelle.

## Materialien für den Verbandswechsel

Für einen Verbandswechsel werden viele verschiedene **Materialien** benötigt (▶ Tab. 5.1). Es ist für den zügigen Ablauf und vor allem auch für die Hygiene von entscheidender Bedeutung, die benötigten Materialien im Vorhinein herzurichten.

## Verbandwagen

Die meisten chirurgischen Stationen verwenden für die Verbandvisite einen **Verbandwagen,** in dem alle benötigten Materialien übersichtlich aufbewahrt sind. Manche Stationen haben einen zusätzlichen Verbandwagen, der nur zum Wechseln septischer Verbände benutzt wird.

—————————————— In der Praxis ——————————————

- Verbandwagen in ausreichendem Abstand zum Patientenbett abstellen (am besten nahe der Zimmertür), um eine Kontamination zu vermeiden.

- Verbandwagen, der auch für aseptische Verbandswechsel genutzt wird, nicht zu Patienten mit septischen Wunden ins Zimmer fahren.
- Einmal entnommene und mit dem Patienten in Berührung gekommene Instrumente und Materialien *nicht* zurück auf bzw. in den Verbandwagen legen, sondern unverzüglich entsorgen.
- Verbandwagen mindestens einmal täglich reinigen und desinfizieren und Materialien auffüllen. [18]

Alternativ zum Verbandwagen können **vorgefertigte Verbandsets** oder **selbst zusammengestellte Verbandtabletts** verwendet werden. Benutzte Verbandmaterialien und Instrumente werden ohne weitere Zwischenlagerung und unter Beachtung einrichtungsinterner Hygienestandards unverzüglich entsorgt. Mindestens einmal täglich (sinnvollerweise nach der Verbandvisite) reinigen und desinfizieren die Pflegenden die Flächen des Verbandwagens und füllen alle Materialien auf.

**5**

**Tab. 5.1 Auswahl häufig benötigter steriler und unsteriler Verbandmaterialien für den Verbandswechsel bei chirurgischen Wunden.**

| Sterile Verbandmaterialien | Unsterile Verbandmaterialien |
|---|---|
| - Operationshandschuhe und einzeln verpackte Handschuhe<br>- Kochsalz-, Ringer-Lösung (▶ 4.1)<br>- Wundantiseptikum, abhängig von der Wundsituation (▶ 4.2)<br>- Einzeln verpackte Kompressen unterschiedlicher Größen<br>- Schlitzkompressen, Kugeltupfer („Pflaumentupfer")<br>- Gefäße für Wundspüllösung<br>- Imprägnierte Wundgaze, hydroaktive Wundauflagen (▶ 4.5, ▶ 4.6)<br>- Wundschnellverband, z. B. Hansapor steril®, Wundnahtstreifen, z. B. Steristrip®<br>- Watteträger<br>- Einmalabdecktuch<br>- Anatomische und chirurgische Pinzette, Schere, Nadelhalter, Nahtmaterial<br>- Knopfkanüle<br>- Fadenmesser, Skalpell, Klammerentferner | - Verbandschere<br>- Heftpflaster auf der Rolle<br>- Schutzhandschuhe<br>- Haut- und Händedesinfektionsmittel<br>- Aceton oder (Wund-)Benzin, zum Entfernen von Pflasterresten<br>- Nierenschalen<br>- Wasserdichte Unterlage<br>- Abwurf<br>- Durchstichsicherer Abwurf für spitze Gegenstände<br>- Abwurf für gebrauchte resterilisierbare Instrumente<br>- Evtl. Einmalschürze, Mund-Nasen-Schutz, Haarabdeckung |

## Vorbereitung und Durchführung von Verbandswechseln

Hat der Patient große Angst oder handelt es sich um einen bekann-
termaßen schmerzhaften Verbandswechsel, bieten die Pflegenden dem
Patienten nach Rücksprache mit dem Arzt ein Schmerzmittel an und verabreichen es etwa 30 Min. vor dem Verbandswechsel.

—————————— **In der Praxis** ——————————

- Wundverband erst unmittelbar vor dem Verbandswechsel
  entfernen, um die Wunde nicht unnötig lange den Keimen der
  Luft auszusetzen.
- Wunde nie mit den bloßen Händen berühren, sondern nur mit
  sterilen Handschuhen oder Instrumenten *(Non-Touch-Technik)*.
- Wird kein Mund-Nasen-Schutz getragen, während des
  Verbandswechsels gar nicht bzw. nicht in Richtung der offenen
  Wunde sprechen, um Keimübertragung durch Tröpfcheninfek-
  tion zu verhindern.
- Einwirkzeit von Antiseptika / Desinfektionsmittel (nach
  Herstellerangaben) einhalten
- Der erste Verbandswechsel einer primär verschlossenen
  Wunde ist aus hygienischer Sicht frühestens nach 48 Std.
  sinnvoll. Durchgeblutete oder feuchte Verbände sind früher zu
  wechseln. [17]
- Eine antiseptische Behandlung ist nur bei infektionsgefährdeten
  und infizierten Wunden indiziert. [17]
- Bei primär heilenden Wunden kann nach 48 Std. auch auf eine
  Wundabdeckung verzichtet werden, da eine höhere Rate von
  Wundinfektionen nicht beobachtet werden konnte. [17]

Die Pflegenden führen jeden Verbandswechsel unter *aseptischen
Bedingungen* durch. Das gilt auch für sekundär heilende, kontaminierte,
kolonisierte und infizierte Wunden (▶ 1.4, ▶ Abb. 5.8). Prinzipiell gilt
immer folgendes Vorgehen:

- Schutzhandschuhe anziehen und **alten Verband entfernen.**
  Schutzhandschuhe ausziehen und hygienische Händedesinfektion
  durchführen. Neue Schutzhandschuhe anziehen
- **Reinigung** mit Kochsalz- oder Ringer-Lösung
- Wenn notwendig, **Desinfektion** mit einem alkoholischen Hautdes-
  infektionsmittel oder mit einem Wundantiseptikum (▶ 4.2):
  - 1. Schritt: Desinfektionsmittel aufsprühen / auftragen und
    abwischen, die Wischrichtung ist immer von innen nach außen
    (▶ Abb. 5.7, ▶ Abb. 5.8)
  - 2. Schritt: Desinfektionsmittel erneut aufsprühen / auftragen und
    Einwirkzeit einhalten, d. h. nicht mehr abwischen
- **Wundbeobachtung und -beurteilung**
- Ggf. **Wundbehandlung** nach Anordnung,, z. B. Klammern entfernen

Abb. 5.7 **Reinigung aseptischer Wunden.** Immer von innen nach außen reinigen, damit keine Keime aus der Wundumgebung in die Wunde eingebracht werden. Jeder Wischvorgang erfolgt mit neuer Kompresse oder neuem Tupfer. [K183]

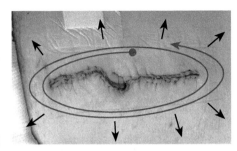

Abb. 5.8 **Reinigung bzw. Desinfektion von sekundär heilenden und infizierten Wunden.** Auch hier ist die Wischrichtung immer von innen nach außen, um nicht noch zusätzlich Keime aus der Wundumgebung in die Wunde zu bringen. [F451]

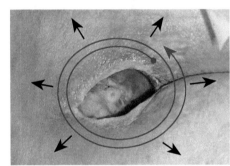

- **Neue Wundauflage** abhängig von der Wundsituation aufbringen, Handschuhe ausziehen
- Hygienische Händedesinfektion durchführen
- **Dokumentation** des Verbandswechsels und der vorgefundenen Wundsituation.

## 5.2.5 Entfernung von Nahtmaterial

### Zeitpunkt

Die Liegedauer der **Nahtmaterialien** hängt im Wesentlichen von der Lokalisation der Hautnaht ab. Prinzipiell gilt:

- Nahtmaterialien in gut durchbluteten Hautpartien können eher früher als durchschnittlich üblich entfernt werden.
- Intrakutannähte sowie das Nahtmaterial von Nähten, die unter Spannung stehen (z. B. Nähte über einem Gelenk) sollten eher länger als durchschnittlich üblich belassen werden.

Abhängig vom Lokalbefund entfernen manche Chirurgen im ersten Durchgang nur einen Teil der Fäden *(Teilfädenentfernung)* bzw. Klammern *(Teilklammernentfernung)*, z. B. nur jeden zweiten Faden bzw. jede zweite Klammer, und erst einen oder mehrere Tage später die restlichen Fäden bzw. Klammern:

- Am Hals (z. B. nach Strumaresektion) können die Fäden ab dem 4. postoperativen Tag entfernt werden.
- Bei Kindern und bei Nähten im Gesicht entfernt der Chirurg die Fäden meist nach 4–7 Tagen.
- An Rumpf und Extremitäten werden die Hautnähte in der Regel am 10.–14. Tag entfernt. [18]

## Durchführung

Die Entfernung von Nahtmaterial wird immer vom Arzt angeordnet, die Durchführung selbst kann er an Pflegefachpersonen delegieren.

_____ **In der Praxis** _____

Grundsätzlich gilt: Nahtmaterial erst nach sorgfältiger Hautdesinfektion und nur mit sterilen Instrumenten entfernen.

### Entfernen von Einzelknopfnähten

Mit einer anatomischen Pinzette den Knoten fassen und anheben, dann den Faden auf nur einer Seite des Knotens mit einem Fadenziehmesser, einer Schere oder einem spitzen Skalpell *dicht über der Haut* abschneiden (▶ Abb. 5.1, ▶ Abb. 5.9). Auf diese Weise wird verhindert, dass das kontaminierte, über der Haut gelegene Ende des Fadens durch den Stichkanal gezogen wird und eine Entzündung verursachen kann.

### Entfernen von Intrakutannähten

Nach der Hautdesinfektion einen der beiden Knoten dicht über der Haut abschneiden (auf keinen Fall bei der Entfernung der Intrakutannaht beide Knoten abschneiden, ▶ Abb. 5.2),. Dann den Faden am anderen Ende fassen und vorsichtig herausziehen. Hilfreich ist es, das gezogene Fadenende um eine Pinzette zu wickeln, damit es nicht zu lang wird. Andernfalls könnte der Faden überdehnt werden und abreißen.

### Entfernen von Hautklammern

Zum Entfernen von Hautklammern ist ein Klammerentfernungsgerät erforderlich. Die untere Greifbacke des Geräts wird unter die Hautklammer geschoben, dann beide Zangenteile aufeinander gedrückt. Der Druck

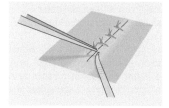

Abb. 5.9 Entfernung von Einzelknopfnähten mit Pinzette und Fadenziehmesser. [L190]

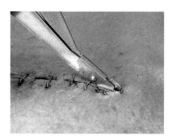

Abb. 5.10 **Entfernung von Hautklammern.** Mit dem Klammer-entfernungsgerät. [K183]

biegt die Hautklammer auf, sie lässt sich schmerzfrei und ohne Hautschädigung entfernen (▶ Abb. 5.3, ▶ Abb. 5.10).

## Nachsorge
In vielen Kliniken ist es üblich, die Wunde nach dem Entfernen des Nahtmaterials nochmals zu desinfizieren. In jedem Fall wird die Wunde mit einem Wundpflaster abgedeckt, das am Folgetag entfernt werden kann. Dann sind die Stichkanäle mit Körperflüssigkeit gefüllt und durch kleine Fibrinpfröpfe verschlossen, sodass keine Infektionsgefahr mehr besteht.

LESE- UND SURFTIPP

Kommission für Krankenhaushygiene und Infektionsprävention. Empfehlung „Prävention postoperativer Infektionen im Operationsgebiet". Stand 2018. Aus:
www.rki.de/DE/Content/Infekt/Krankenhaushygiene/Kommission/Downloads/Empfehlung_Wundinfektionen_2018-04.pdf?__blob=publicationFile

## 5.3 Behandlung traumatisch bedingter Wunden

Grundsätzlich werden zwei Formen der Wundversorgung bei Verletzungswunden unterschieden: die Wundversorgung *mit Primärnaht* und die Wundversorgung *ohne Primärnaht* (offene Wundversorgung). [18]

### 5.3.1 Wundversorgung mit Primärnaht

Ein **primärer Wundverschluss** durch Naht *(Primärnaht)* ist, von Ausnahmen abgesehen, nur möglich bei sauberen Wunden, die nicht älter als 6–8 Std. sind. Ziel ist die *primäre Wundheilung* (▶ 1.3.1) ohne Infektion mit weitgehender Wiederherstellung der normalen Strukturen und minimaler Narbenbildung. [18]

### Vorbereitung der Materialien
- Ggf. alles zur **Lokalanästhesie:** Hautdesinfektionsmittel, Spritze und Kanülen, Lokalanästhetikum, sterile Tupfer

5

- Händedesinfektionsmittel, wasserdichte Unterlage
- Materialien zur **Wundversorgung:**
  - Wund- und Schleimhautdesinfektionsmittel
  - Sterile Handschuhe, steriles Abdecktuch / Schlitztuch
  - Sterile Instrumente: anatomische, chirurgische oder Splitterpinzette, Schere, Knopfkanüle und sterile 10-ml-Einwegspritze, Skalpell, Klemme, ggf. Bürste
  - Sterile Tupfer, Kompressen, Nierenschale
  - Steriler Nadelhalter und Nahtmaterial oder Klammerpflaster / Wundnahtstreifen (z. B. Steristrip®, Leukostrip®, Curapont®) oder Gewebekleber (z. B. Histoacryl™, Dermabond®, LiquiBand®)
  - Abwurf für spitze und scharfe Gegenstände, benutzte Instrumente und Abfall
- Materialien für den **Verband:**
  - Wundschnellverband mit zentralem Wundkissen (z. B. Cosmopor® steril, Hansapor® steril, Leukomed®)
  - Sterile Kompressen, ggf. mit nicht anhaftender Wundfläche, und Fixierpflaster (z. B. Fixomull®, Omnifix®)
  - Hydroaktive Wundauflagen, z. B. dünner Hydrokolloidverband, Polyurethan-Schaumstoffkompresse, abhängig von der vorgefundenen Wundsituation
  - Ggf. zur weiteren Fixierung: Mullkompresse, spezielle Fingerverbände, Heftpflaster
  - Verbandschere.

## Vorbereitung des Patienten

- Information über das Vorgehen durch den Arzt, Frage nach Allergien, z. B. gegen Jod und Lokalanästhetika
- Ggf. Gabe eines systemischen Schmerzmittels
- Lagerung des Patienten in einer geeigneten Position, Positionierung der verletzten Körperregion auf einer wasserdichten Unterlage
- Entfernung des Erstverbandes unmittelbar vor der Wundversorgung durch die Pflegefachperson.

## Durchführung bei kleinen und sauberen Wunden

Der Arzt reinigt die Wunde und beurteilt Verschmutzungsgrad und Beschaffenheit. Danach zieht er sterile Handschuhe an, desinfiziert die Wunde und die umliegende Haut, setzt ggf. eine Lokalanästhesie und näht oder klammert die Wunde (▶ Abb. 5.2, ▶ Abb. 5.3). Alternativen zum Wundverschluss bei kleinen Wunden, die nicht unter Spannung stehen, sind topische Gewebekleber oder Wundnahtstreifen (▶ Abb. 5.4). Als Wundabdeckung reicht meist ein Wundschnellverband.

## Durchführung bei größeren bzw. verschmutzten Wunden

Bevor der Arzt die Lokalanästhesie setzt, entfernen die Pflegenden den groben Schmutz um die Wunde. Wirkt die Anästhesie, reinigt der Arzt die

Wunde durch Spülen oder mechanisch. Dann desinfiziert und inspiziert er die Wunde, schließt Begleitverletzungen von Sehnen, Nerven und anderen anatomischen Strukturen aus und entfernt vorhandene Fremdkörper. Stark gequetschtes, schlecht durchblutetes, zerfetztes und verschmutztes Gewebe schneidet er aus, um glatte und saubere Wundränder zu erhalten (**Friedrich-Wundexzision** oder **chirurgisches Débridement,** ▶ 4.3.1). Im Gesicht, am Hals und an den Fingern wird nur sparsam oder gar nicht ausgeschnitten.

Anschließend wird die Wunde nochmals desinfiziert, primär verschlossen und erhält einen geeigneten Wundverband, abhängig von der zu erwartenden Exsudation. [18]

## 5.3.2 Wundversorgung ohne Primärnaht

Die **Wundversorgung ohne Primärnaht** *(offene Wundversorgung)* erfolgt bei:

- Wunden, bei denen eine Naht nicht nötig ist, z. B. bei oberflächlichen Schürfwunden oder kleinen glattrandigen Schnittwunden, deren Wundränder gut aneinander liegen (evtl. Versorgung mit Klammerpflastern)
- Wunden, bei denen eine Naht nicht möglich ist, weil sie zu sehr unter Spannung stehen würden, z. B. bei stark geschwollener Wundumgebung oder großflächigen Wunden
- Wunden mit erhöhter Gefahr für eine Wundinfektion, z. B. Wunden, die vermutlich stark kontaminiert sind (etwa Biss-, Schusswunden, Verletzungen in Metzgereien und Schlachthöfen)
- Wunden, die älter als 6–8 Std. sind bzw. schon Entzündungszeichen aufweisen.

Je nach Größe, Ausdehnung, Lokalisation und Verschmutzungsgrad der Wunde und der Gewebeschädigung setzt der Chirurg eine Lokalanästhesie oder lässt vom Anästhesisten eine Regional- oder Allgemeinanästhesie durchführen.

Die Wunde wird sorgfältig gereinigt und desinfiziert. Danach führt der Chirurg ggf. ein Débridement durch. Die anschließende Wundbehandlung richtet sich nach der vorgefundenen Situation. Es gelten die Prinzipien der phasengerechten Wundbehandlung (▶ 5.4).

### Weiteres Vorgehen

Zeigt eine offen versorgte Wunde nach 5–7 Tagen eine gute Heilungstendenz ohne Infektionszeichen, kann der Arzt die Wunde mit einer **sekundären Wundnaht** schließen, um die Heilungszeit zu verkürzen und das kosmetische Ergebnis zu verbessern.

Eine weitere Möglichkeit ist die Deckung einer großflächigen Wunde mittels **Haut- oder Spalthauttransplantat** (▶ Abb. 5.11, ▶ Abb. 5.12). Voraussetzung ist ein gut durchbluteter, infektionsfreier Wundgrund. Auch eine **plastisch-chirurgische Wunddeckung** ist eine Möglichkeit.

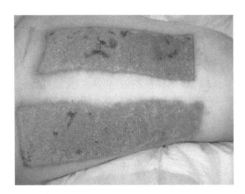

Abb. 5.11 **Spalthaut-Entnahmestelle am Oberschenkel.** Abhängig von der Dicke der Epidermis wurde eine 0,25–0,75 mm dicke oberflächliche Hautschicht entnommen. [M845]

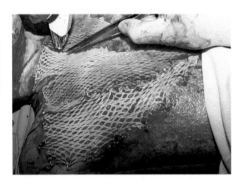

Abb. 5.12 **Netz- oder Maschentransplantat (Meshgraft).** Die Spalthaut wurde gitterförmig ausgewalzt. Das so entstandene Gitter ist um das Dreifache größer als das Spalthauttransplantat und kann eine große Wundfläche abdecken. [F453]

Wird die Wunde nicht verschlossen, heilt sie sekundär. Es bildet sich Granulationsgewebe, das schließlich die Höhe der Epidermis erreicht. Als nächstes schieben sich Epithelzellen vom Wundrand her über die Wunde und verschließen sie. Die sekundäre Wundheilung dauert am längsten und bringt häufig eine ausgeprägte Narbenbildung mit sich.

## Nachsorge

Nach komplikationsloser primärer Wundnaht reichen Wundkontrollen am 2. und 7. Tag aus. Die Fäden werden je nach Körperregion am 5.–14. Tag gezogen, bei Kindern früher. Der Patient soll die verletzte Region schonen und sich bei lokalen Beschwerden (z. B. Schwellung, Schmerzen, Pochen oder Rötung) sofort beim Arzt vorstellen.

Bei offen versorgten Wunden ist alle 1–2 Tage ein Verbandswechsel erforderlich. Bei der Verwendung hydroaktiver Wundauflagen (▶ 4.6) können die Verbandswechsel seltener erfolgen. Je nach Herstellerangaben und Exsudation können diese Wundauflagen bis zu 7 Tage auf der Wunde verbleiben.

## Impfschutz

Bei allen traumatischen akuten Wunden wird der *Tetanusschutz* des Patienten überprüft und ggf. vervollständigt.

## 5.4 Behandlung sekundär heilender und chronischer Wunden

Die **Behandlung chronischer und sekundär heilender Wunden** ist höchst anspruchsvoll und verlangt Wissen, Erfahrung und wohl auch etwas Intuition und Gefühl. Sie muss immer individuell geschehen. Trotzdem gibt es grundsätzliche Behandlungsoptionen für die unterschiedlichen Wundsituationen und Heilungsphasen.

Wichtig ist, dass jeder Behandlungsversuch einige Tage hintereinander durchgeführt und beobachtet wird. Stellt sich nach spätestens 5 Tagen keine Veränderung der Wundsituation ein oder verschlechtert diese sich sogar, muss nach lokalen und systemischen Störfaktoren der Wundheilung gesucht werden. Ein Produktwechsel wird notwendig, wenn die Wunde nicht ausreichend auf das Produkt anspricht.

### 5.4.1 Reinigungsphase

Die **Reinigungsphase** (▶ 2.1.1) ist besonders aufwendig. Die Wunde kann unterschiedliche Symptome und Komplikationen aufweisen (▶ Abb. 1.8, ▶ Abb. 1.12, > Abb. 2.1, ▶ Abb. 5.13, ▶ Abb. 5.14). In der Regel sind häufige Verbandswechsel aufgrund größer Exsudatmengen notwendig. Nachfolgend werden die wichtigsten Behandlungsoptionen und -prinzipien in der Reinigungsphase vorgestellt (▶ Tab. 5.2).

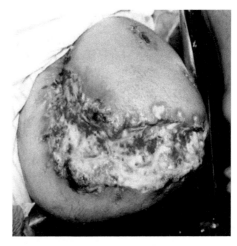

Abb. 5.13 **Amputationswunde des Oberschenkels.** Die ursprünglich primär verschlossene Wunde ist aufgeplatzt *(Nahtdehiszenz),* vermutlich durch eine Wundinfektion und schlechte arterielle Durchblutung. Die Wunde ist in der Reinigungsphase und weist Nekrosen, Beläge und Entzündungszeichen auf. [M845]

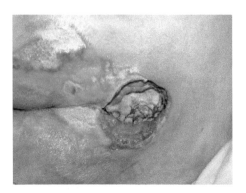

Abb. 5.14 **Dekubitus Grad 4 im Bereich des Steißbeins und Grad 2 im Bereich des linken Sitzbeinhöckers.** Der Dekubitus Grad 4 zeigt deutliche Fibrinbeläge. Wundrand und -umgebung sind mazeriert, die Epidermis ist großflächig entzündet, ggf. durch eine zusätzlich bestehende Urin- bzw. Stuhlinkontinenz. [M845]

**5**

| Tab. 5.2 Wunden in der Reinigungsphase. | |
| --- | --- |
| **Reinigungsphase** | |
| **Kennzeichen** | • Nekrosen<br>• Beläge: rahmig, gelblich, schmierig<br>• Entzündungszeichen: Rötung, Schwellung, Überwärmung, Schmerzen, Funktionseinschränkung<br>• Starke Exsudation<br>• Geruch: auffällig, süßlich, faulig, fäkulent<br>• Systemische Entzündungszeichen: Fieber, Tachykardie, geschwollene Lymphknoten, allgemeines Krankheitsgefühl; Leukos, CRP und BSG erhöht<br>• Gefahr der Mazeration von Wundrand und -umgebung |
| **Ziele der Wundbehandlung** | • Infektions-, nekrose- und belagfreie Wunde<br>• Exsudat ist sicher im Verband aufgenommen<br>• Eine Kontamination der Wundumgebung ist verhindert<br>• Eine Re-Infektion/Kontamination der Wunde durch Keime von außen ist verhindert<br>• Wundgeruch ist reduziert |

**Tab. 5.2 Wunden in der Reinigungsphase.** *(Forts.)*

| Reinigungsphase | |
|---|---|
| **Maßnahmen bei Nekrosen** | • Chirurgisches Débridement (▶ 4.3.1): schnellste und effektivste Form der Nekrosenentfernung<br>• Physikalisches (autolytisches) Débridement (▶ 4.3.3): Aufweichen von kleinen bzw. dünnen Nekrosen mit:<br>  – In Kochsalz- oder Ringer-Lösung getränkten Kompressen<br>  – Hydrogelen<br>  – HydroClean®<br>  – Prontosan® Wundspüllösung, Wound Gel, Wound Gel X (B. Braun): Es enthält neben Polyhexanid (Konservierungsmittel) auch ein Tensid (oberflächenaktive Substanz). Damit lassen sich Zelltrümmer, Fibrinbeläge, Biofilm und Wundexsudat leichter aufweichen und entfernen<br>• Enzymatisches Débridement (▶ 4.3.5): nur bei dünnen Nekrosen bis 1 mm geeignet; Wunde muss feucht sein, damit die Enzyme wirken können |
| **Maßnahmen bei Belägen** | • Enzymatisches Débridement (▶ 4.3.5)<br>• Physikalisches (autolytisches) Débridement (▶ 4.3.3)<br>• Mechanisches Débridement (▶ 4.3.2): Entfernung von Belägen mittels Wundspülung, Tupfern und Kompressen, Pinzette oder Ringkürette<br>• Biochirurgisches Débridement (Madentherapie, ▶ 4.3.4)<br>• Alginate (▶ 4.6.2), Hydrofaser-Verbände (▶ 4.6.3)<br>• Hydrokolloide (▶ 4.6.4)<br>• Ultraschallassistierte Wundreinigung (▶ 4.3.6)<br>• Lokale Unterdrucktherapie (▶ 4.8) |
| **Maßnahmen bei Infektionen** | • Antiseptika als Spülung, getränkte Kompressen, Salben, imprägnierte Gaze (▶ 4.2, ▶ 4.7.6)<br>• Silberhaltige Wundauflagen und Salben (▶ 4.7.5)<br>• Systemische Antibiotikagabe nach Wundabstrich und Antibiogramm<br>• Alginate (▶ 4.6.2)<br>• Hydrofaser-Verbände (▶ 4.6.3)<br>• HydroClean® (▶ 4.3.3)<br>• Hydrophobe, keimreduzierende Wundauflagen (▶ 4.7.5)<br>• Lokale Unterdrucktherapie (▶ 4.8) |

5

**Tab. 5.2  Wunden in der Reinigungsphase.** *(Forts.)*

| Reinigungsphase | |
|---|---|
| **Maßnahmen bei starker Exsudation** | • Saug-, Mullkompressen: ggf. Verbandswechsel mehrmals täglich notwendig (▶ 4.5)<br>• Alginate (▶ 4.6.2)<br>• Hydrofaser-Verbände (▶ 4.6.3)<br>• Polyurethan-Schaumverband/Hydropolymere (▶ 4.6.7)<br>• Wundauflagen mit Supra-Absorbern (▶ 4.6.9)<br>• Hydrokolloide (▶ 4.6.4), ggf. in Verbindung mit Alginat oder Hydrokolloid-Pulver |
| **Maßnahmen bei starkem Geruch** | • Kompressen mit Aktivkohle und ggf. Silber (▶ 4.7.4, ▶ 4.7.5)<br>• Alginate (▶ 4.6.2)<br>• Hydrokolloide (▶ 4.6.4) |
| **Maßnahmen bei mazerierten Wundrändern** | • 3M™ Cavilon™ Langzeit-Hautschutzcreme (o. ä. Produkte, ▶ 4.4.6): Sie bietet einen lang anhaltenden Schutz vor Feuchtigkeit jeder Art. Sie ist wasserfest (bis zu 3 Waschungen), aber gleichzeitig atmungsaktiv und muss in der Regel nur alle 2 Tage dünn aufgetragen werden. Die Schutzcreme wird auf der intakten Haut angewendet<br>• 3M™ Cavilon™ Reizfreier Hautschutz (o. ä. Produkt): Die schnell trocknende Flüssigkeit bildet einen lang anhaltenden (bis zu 72 Std.), transparenten und atmungsaktiven Schutzfilm gegen Flüssigkeiten jeglicher Art. Dieser darf auch auf die geschädigte und wunde Haut aufgebracht werden<br>• Pasten, z.B. Zinkpaste oder Penatencreme®, sollten, wenn überhaupt, nur kurzfristig angewendet werden. Die Paste verstopft die Hautporen und behindert die Hautatmung, Verbände haften schlecht und Wundexsudat und Paste bilden ein infektionsförderndes Gemisch |
| **Maßnahmen bei trockener Wundumgebung** | • An die Hautsituation angepasste Hautpflege, in der Regel Wasser-in-Öl-Emulsionen (▶ 4.4.2)<br>• Bei sehr trockener und schuppiger Haut Produkte mit Urea |
| **Maßnahmen bei gereizter Wundumgebung** | • Wundauflagen ohne Kleber bzw. Kleberand (nonadhäsiv) verwenden, Fixierung stattdessen mit einer Baumwollbinde, Schlauchmull aus Baumwolle oder hypoallergenem Pflaster<br>• An Allergie oder Reizung auf die Wundauflage denken, Produkt oder Produktgruppe wechseln |

5

## Besonderheit Ulcus cruris arteriosum

Das **arterielle Ulkus** ist das Stadium IV einer peripheren arteriellen Verschlusskrankheit (▶ 1.2.2). Vor bzw. mit Beginn der Wundbehandlung ist eine medizinische Verbesserung der arteriellen Durchblutung notwendig (▶ 6.3).

### Ziele der Wundbehandlung

- Mumifikation und Demarkierung der abgestorbenen Nekrose
- Trockene Gangrän.

Abgestorbenes Gewebe einschließlich beteiligter Knochen ist nicht wieder „lebendig" zu machen. Nach der Demarkierung, d. h. der deutlichen Abgrenzung des abgestorbenen vom vitalen Gewebe, muss eine Nekrosenentfernung bzw. eine Amputation durch den Arzt stattfinden.

### Maßnahmen bei trockener und feuchter Gangrän

- Reinigung mit Kochsalz- oder Ringer-Lösung bei trockener Gangrän, bei feuchter Gangrän mit einem Schleimhautdesinfektionsmittel.
- Gangränbereich sorgfältig trocknen, v. a. zwischen den Zehen.
- Kompressen zwischen die Zehen einlegen und locker mit einer Mullbinde fixieren. Die Kompressen nehmen Feuchtigkeit aus den Zehenzwischenräumen auf.
- Ggf. lockerer Watteverband mit Synthetikwattebinden. Dieser polstert den Fuß, schützt ihn vor Verletzungen und erhält die Restwärme. [18]

**ACHTUNG**

Diese Maßnahmen sind zur **Behandlung** einer arteriellen Gangrän **ungeeignet oder gar falsch:**
- Fußbäder
- Enzymatische Salben
- Lokale Antibiotikabehandlung
- Hydroaktive Wundauflagen.

Nach der Nekrosenabtragung oder Amputation, wenn eine durchblutete intakte Wundfläche entstanden ist, beginnt die phasengerechte Wundbehandlung mit hydroaktiven Wundauflagen (▶ 4.6). Leider muss in der Regel davon ausgegangen werden, dass auch die Arterien oberhalb der Wunde arteriosklerotisch verändert sind, sodass die Wundheilung immer langwierig sein wird.

## 5.4.2 Granulationsphase

In der **Granulationsphase** (▶ 2.1.2) ist die Wunde (weitgehend) sauber (▶ Abb. 5.15, ▶ Abb. 5.16). Wichtig ist, dass das frische Granulationsgewebe so wenig wie möglich traumatisiert wird. Möglichst lange Verbandswechselintervalle sorgen für Wundruhe. Nachfolgend werden die wichtigsten Behandlungsoptionen und -prinzipien in der Granulationsphase vorgestellt (▶ Tab. 5.3).

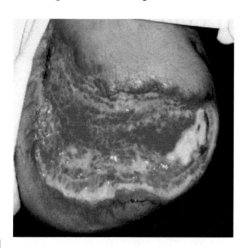

Abb. 5.15 **Amputationswunde des Oberschenkels.** Die Wunde ist inzwischen fast sauber, letzte Beläge müssen noch entfernt werden. An vielen Stellen zeigt sich frischrotes Granulationsgewebe. Auch die Entzündungsreaktion ist deutlich rückläufig, wahrscheinlich auch die Exsudatmenge und der Wundgeruch. [M845]

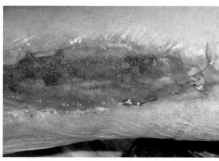

Abb. 5.16 **Unterschenkelwunde in der Granulationsphase.** Die Wunde ist sauber und weist keine Entzündungszeichen auf. Vom Wundrand her beginnt teilweise schon die Epithelisierung. Die Gefahr der Wundheilungsstörung besteht, wenn die Wunde zu trocken wäre. [M845]

**Tab. 5.3 Wunden in der Granulationsphase.**

| Granulationsphase | |
| --- | --- |
| Kennzeichen | • Keine Entzündungszeichen, keine Nekrosen und Beläge<br>• Exsudation und Wundgeruch unauffällig bzw. stark rückläufig<br>• Tief-/frischrotes Granulationsgewebe<br>• Ggf. sind Teile der Wunde noch in der Reinigungsphase |
| Ziele der Wundbehandlung | • Jede Störung bzw. Traumatisierung der Wunde ist vermieden<br>• Das Wundmilieu ist idealfeucht und warm<br>• Die Wunde ist vor Sekundärinfektionen geschützt<br>• Die Granulation schreitet fort, die Wunde wird kleiner |

| Tab. 5.3 Wunden in der Granulationsphase. *(Forts.)* | |
|---|---|
| **Granulationsphase** | |
| **Geeignete Wundauflagen** | • Hydrokolloide (▶ 4.6.4)<br>• Polyurethan-Schaumstoffkompressen (▶ 4.6.7)<br>• Alginate (▶ 4.6.2) |
| **Stagnierende Granulation** | |
| **Kennzeichen** | • Die Wunde ist gelblich-rot, die Wundheilung schreitet nicht weiter fort |
| **Ziele der Wundbehandlung** | • Störfaktoren der Wundbehandlung werden bestmöglich ausgeschaltet<br>• Die Wundheilung schreitet wieder voran |
| **Maßnahmen bei stagnierender Granulation** | • Nach Störfaktoren der Wundheilung suchen, z.B. mangelnde Ruhigstellung, fehlende Druckentlastung, fehlende Kompression bei venösem Ulkus, traumatisierende Verbandswechsel, falsche Wundbehandlung, Malnutrition (▶ 2.2.1, ▶ 2.2.2)<br>• Offenporige Schaumstoffe (▶ 4.6.8)<br>• Kollagen-Wundauflagen (▶ 4.7.1)<br>• Hyaluronsäurehaltige Wundprodukte (▶ 4.7.2)<br>• Lokale Unterdrucktherapie (▶ 4.8)<br>• Wundtherapeutika zur Verminderung der Matrixmetalloproteinasen (▶ 4.7.3) |

**5**

### 5.4.3 Epithelisierungsphase

Befindet sich die Wunde in der **Epithelisierungsphase** (▶ 2.1.3), ist die Wundheilung fast geschafft (▶ Abb. 5.17, ▶ Abb. 5.18). Am ehesten kommt es zur Stagnation der Epithelisierung, wenn die Wunde zu trocken wird und sich Schorf auf der Wunde bildet. Dann ist eine Rehydrierung notwendig. Nachfolgend werden die wichtigsten Behandlungsoptionen und -prinzipien in der Epithelisierungsphase vorgestellt (▶ Tab. 5.4).

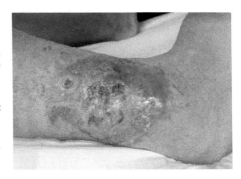

Abb. 5.17 **Venöses Ulkus in der Epithelisierungsphase.** Deutlich sichtbar ist die frühere Größe der Wunde, die bis auf wenige Stellen verschlossen ist. Typisch auch für venöse Erkrankungen: die Hyperpigmentierung der Haut und eine trockene und schuppige Haut in der Umgebung. [M845]

**5**

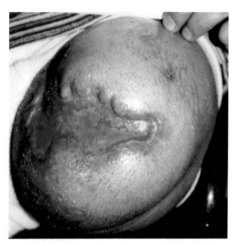

Abb. 5.18 **Amputationswunde des Oberschenkels.** Durch Granulation und Wundkontraktion hat sich die Wunde deutlich verkleinert, der Defekt ist von unten weitgehend aufgefüllt, sodass nun die Epithelisierung vom Rand beginnen kann. Die leicht gelbliche Farbe des Granulationsgewebes kann auf eine stagnierende Wundheilung hindeuten, z. B. aufgrund eines bakteriellen Biofilms. [M845]

| Tab. 5.4  Wunden in der Epithelisierungsphase. | |
|---|---|
| **Epithelisierungsphase** | |
| **Kennzeichen** | • Granulation ist auf Höhe der Epidermis<br>• Epithelzellen schieben sich vom Rand nach und nach über die Wunde<br>• Ggf. sind Teile der Wunde noch in der Granulationsphase<br>• Wenig bis keine Wundsekretion |
| **Ziele der Wundbehandlung** | • Jede Störung bzw. Traumatisierung der Wunde ist vermieden<br>• Das Wundmilieu ist idealfeucht und warm<br>• Die Wunde ist vor Sekundärinfektionen geschützt<br>• Epithelisierung schreitet fort<br>• Vollständiger Wundverschluss |
| **Geeignete Wundauflagen** | • Hydrogele (▶ 4.6.5)<br>• Dünne Hydrokolloide (▶ 4.6.4)<br>• Polyurethan-Schaumstoffkompressen (▶ 4.6.7)<br>• Wundauflagen mit Silikonbeschichtung (▶ Tab. 4.4)<br>• Semipermeable Wundfolien (▶ 4.6.10)<br>• Wirkstofffrei imprägnierte Gazen (▶ 4.5 , ▶ Tab. 4.3) |

## 5.5 Besonderheit exulzerierender Tumorwunden

Die **Besonderheit bei exulzerierenden Tumorwunden** (▶ Abb. 1.17, ▶ Abb. 1.18) ist, dass die Grunderkrankung unheilbar ist. Demnach ist auch die Wunde nicht heilbar.

### Ziele der Wundbehandlung
Die Wundbehandlung ist **palliativ**, d.h. eine Heilung wird nicht angestrebt. Palliative Wundversorgung fragt nicht „Behandeln oder nicht behandeln?", sie fragt vielmehr „Welche ist die angemessene Behandlung für den Patienten?". Die palliative Wundbehandlung hat folgende **Ziele:**
- Linderung von Symptomen wie Schmerzen, Wundgeruch, starke Exsudation und Blutung
- Verbesserung der Lebensqualität. [19]

### Wundbehandlungsmaßnahmen und Wundauflagen
Bei der Auswahl der **Wundbehandlungsmaßnahmen** und **Wundauflagen** sind folgende Aspekte zu berücksichtigen:
- Wunde: Lokalisation, Exsudatmenge, Geruchsbildung, Blutungsneigung, Infektion, Schmerzen
- Wundumgebung: Schmerzen, Hautsituation
- Wünsche des Patienten, Patientenverfügung
- Kosten und Effektivität der Wundauflagen und Wundbehandlungsmaßnahmen
- Soziale Situation und Versorgungsrealität. [19]

_____ **In der Praxis** _____

Der Betroffene und seine Angehörigen sind unbedingt mit in die Planung und Durchführung der Wundversorgung einzubeziehen. Die Ziele des Patienten müssen bekannt sein und ggf. bei abweichenden pflegerisch-therapeutischen Zielen ausgehandelt werden.

### Schmerzprophylaxe und -therapie
Die Qualität der palliativen Wundversorgung kann auch daran gemessen werden, wie gut es gelingt, **Wundschmerzen** zu lindern und Schmerzspitzen beim Verbandswechsel zu vermeiden. Der Verbandswechsel stellt für viele Patienten eine extreme Stresssituation dar (▶ 6.6). Mögliche Maßnahmen sind: [19]
- Verbandswechsel zeitlich nach Patientenwunsch durchführen.
- Gute Aufklärung über die geplanten Maßnahmen.
- Große Verbandswechsel zügig mit zwei Personen durchführen, Sicherheit und Ruhe ausstrahlen, ruhige Umgebung schaffen, bei Bedarf Pausen machen, Wunde nur so lange wie nötig offen lassen.
- Bequeme Positionierung für den Verbandswechsel finden.
- Schmerzanamnese und Schmerzstärke mithilfe einer geeigneten Schmerzskala ermitteln

- Mindestens 30 Min. vor dem Verbandswechsel ein Analgetikum zur Vermeidung von Durchbruchschmerzen verabreichen.
- Topisch ein Lokalanästhetikum in Form einer Creme (Emla® Creme) mindestens 30 Min. vor dem geplanten Verbandswechsel z. B. zur Wundreinigung auftragen. Als Dauertherapie ist ein Lokalanästhetikum jedoch nicht geeignet. Möglich ist auch die Applikation eines Morphin-Gels (1 mg Morphin / 1 g Hydrogel) oder einer Morphinlösung auf einem Alginatträger.
- Verbandmaterialien wählen, die nicht mit der Wunde verkleben, z. B. wundseitig mit einer Silikonbeschichtung (▶ Tab. 4.4). Geeignet sind auch imprägnierte Gazen (▶ 4.5), kombiniert mit nicht verklebenden Saugkompressen. Ein verklebter Verband bereitet beim Entfernen nicht nur starke Schmerzen, sondern kann im Falle der exulzerierenden Tumorwunde auch zu riskanten Blutungen führen.
- Wundauflagen ohne Kleberand verwenden, alternative Fixierung, z. B. mit besonders hautfreundlichen Pflastern.
- Wundauflagen spannungsfrei aufbringen.
- Festhaftende Wundauflagen vor dem Abnehmen sorgfältig aufzuweichen. Zum Aufweichen eignet sich angewärmte Kochsalz- oder Ringer-Lösung.
- Weitere Möglichkeiten zur Schmerzreduktion ausprobieren, z. B. Kälte- oder Wärmeanwendungen, Akupunktur, Entspannungsübungen, Lymphdrainagen zur Ödementlastung.

## Wundreinigung

Bei Tumorwunden hat die **Wundreinigung** das Ziel, nekrotisches Gewebe abzutragen und so gut wie möglich die Neubildung von Nekrosen einzudämmen. So können Gerüche vermindert werden, die durch zerfallendes Gewebe entstehen. Außerdem wird durch eine sorgfältige Wundreinigung die Keimbesiedelung verringert, was ebenfalls zur Geruchsreduktion beiträgt.

Mögliche Maßnahmen sind: [19]

- Alle mechanischen Maßnahmen müssen äußerst vorsichtig ausgeführt werden, um Blutungen des Tumorgewebes zu vermeiden. Ein chirurgisches Débridement ist in der Regel kontraindiziert, wird ggf. in Ausnahmefällen unter OP-Bedingungen und Beachtung der aktuellen Gerinnungswerte durchgeführt.
- Wundspülungen nur mit geringem Druck durchführen, Spüllösung vorher anwärmen (▶ 4.1, ▶ 4.2). Entgegen der allgemeinen Expertenmeinung kommen auch Antibiotika, z. B. Metronidazol-Lösung, lokal zum Einsatz.
- Eine weitere Option sind Produkte zur Nasstherapie (z. B. Hydro-Clean®, ▶ 4.3.3). Nekrotisches Gewebe kann so aufgeweicht und schonend abgelöst werden.
- Großflächige Wunden abduschen (unter Beachtung der hygienischen Nachsorge).

## Exsudatmanagement

Tumorwunden neigen zu starker **Exsudation,** im Extremfall bis zu 1 l/Tag. Das stellt an die Wundbehandlung hohe Anforderungen. Mögliche Maßnahmen sind: [19]

- Wundauflagen mit Supra-Absorbern (▶ 4.6.9)
- Alginate (passen sich gut an die ungleichmäßige Oberfläche an, ▶ 4.6.2)
- Polyurethan-Schaumstoffkompressen (▶ 4.6.7)
- Bei sehr großen Exsudatmengen Anwendung von Inkontinenzprodukten, da diese mehr Flüssigkeit aufsaugen können
- Ggf. Enterostomabeutel auf die Wunde aufkleben
- Hautschutz von Wundrand und -umgebung (▶ 4.4.3).

Auch eine Kombination der verschiedenen Produkte ist möglich.

## Blutungen

Exulzerierte Tumorwunden sind extrem blutungsanfällig. Dabei können **Blutungen** durch das Einwachsen des Tumors in Blutgefäße *(Spontanblutung)* ausgelöst werden, entstehen aber häufiger durch Manipulationen an der Wunde *(Kontaktblutung)*. Blutungen stellen für den Betroffenen und seine Angehörigen ein sehr bedrohliches Ereignis dar. Die Maßnahmen richten sich nach dem Ausmaß und der Stärke der Blutung: [19]

- Verbandswechsel nur durch erfahrene Pflegefachperson
- Verbandswechsel nur so häufig wie nötig durchführen und Manipulationen auf das Nötigste beschränken
- Verwenden von atraumatischen, nicht mit der Wunde verklebenden Wundauflagen (▶ Tab. 4.3, ▶ Tab. 4.4, ggf. sorgfältig aufweichen, bevor sie entfernt werden).

### Maßnahmen bei Blutungen

- Kalziumalginat-Kompressen/-Tamponaden (▶ 4.6.2) auflegen (wirkt durch Kalziumionen leicht blutstillend)
- Blutungsstelle leicht komprimieren
- Kühlen mit Eiswürfel oder Kühlelement
- Auflegen von in Salbeitee getränkten Kompressen (Gerbstoffe können leichte Blutungen stillen)
- Auftropfen von Tranexamsäure (Cyklokapron®) auf eine Kompresse (Wirkstoff hemmt das Fibrinolysesystem und wirkt dadurch blutstillend)
- Kompresse mit Otriven®-Nasentropfen tränken und auf die blutende Wunde legen (Stillung leichter bis mittlerer Blutungen durch Vasokonstriktion)
- Kompresse getränkt mit Adrenalin (0,1%) oder Hämostyptika auflegen
- Ggf. chirurgische Intervention (operative Blutstillung)
- Patient nicht alleine lassen, v. a. bei unstillbaren terminalen Blutungen, ggf. Sedierung. Begleitung und Unterstützung der Angehörigen.

## Geruchsmanagement

Durch die Besiedelung mit anaeroben Bakterien und den Zerfall von Tumorgewebe entsteht häufig ein extrem übler **Geruch,** der Patient, Angehörige und Pflegende außerordentlich belastet.

### Maßnahmen zur Geruchseindämmung

- Optimierte Infektionsbekämpfung, um die geruchsbildenden anaeroben Bakterien zu eliminieren, z. B. durch Wundspülungen mit Antiseptika oder antimikrobiell wirkende (▶ 4.7.5) und silberhaltige Wundauflagen (▶ 4.7.6)
- Zur Keimeliminierung Metronidazol, lokal als Gel oder als Lösung
- Aktivkohlehaltige Wundauflagen (▶ 4.7.4), alternativ Kohlepulver in eine saugfähige Kompresse gefüllt
- Chlorophyll-Lösung oder Tabletten in den Verband einbringen (nicht direkt auf die Wunde auflegen)
- Abdecken des Wundverbandes mit einer Folie (Polyurethan-Folie oder einfache Haushaltsfolie: Zinkpaste um den Verband aufbringen und Folienränder in die Zinkpaste drücken, Fixierung mit Klebevlies), allerdings schafft dies wiederum gute Wachstumsbedingungen für anaerobe Bakterien
- Geruchsbinder Nilodor: als Pumpspray (Raumspray) oder Tropfen (auf den Verband aufträufeln)
- Ätherische Öle (frische Düfte, z. B. Zitrone) auf den Verband aufträufeln
- Kräuterduftkissen
- Verbesserung der Raumluft durch Duftlampe (herbe, frische Düfte sind zu bevorzugen)
- Mit Wundsekret beschmutzte Kleidung und Bettwäsche sofort wechseln. [19]

_____ In der Praxis _____

Nicht alle beschriebenen Maßnahmen entsprechen der klassischen Lehrbuchmeinung. Bei der palliativen Wundversorgung stehen die Symptomlinderung und die Verbesserung der Lebensqualität im Vordergrund, dafür sind auch unkonventionelle Maßnahmen möglich und sinnvoll.

## 5.6 Verbandswechsel bei sekundär heilenden und chronischen Wunden

### Ziele des Verbandswechsels

Die **Ziele des Verbandswechsels** sind:

- Wundkontrolle
- Beurteilung des Wundheilungsverlaufs und ggf. Therapieanpassung

- Verhinderung der Einschleppung von Keimen und Bakterien
- Bekämpfung einer bereits bestehenden oder beginnenden Infektion
- Unterstützung der physiologischen Heilungsvorgänge durch geeignete Maßnahmen und Wundauflagen.

## Vorbereitung der Materialien und des Arbeitsplatzes

- Reihenfolge der Verbände festlegen (▶ 5.2.4).
- Materialien richten (▶ Tab. 5.5).
- Ausreichende Arbeitsfläche im Zimmer schaffen, z. B. Patientenklapptisch benutzen (vorher wischdesinfizieren). Darauf alle benötigten Utensilien bereitstellen. Keine Materialien im Patientenbett ablegen.
- Sterile Materialien immer patientenfern, unsterile patientennah ablegen. Ggf. sterile Ablagefläche schaffen.
- Für genügend Licht sorgen. Bei unterminierten Wunden zum Ausleuchten ggf. Stirnlampe einsetzen.

**5**

**Tab. 5.5 Auswahl häufig benötigter steriler und unsteriler Verbandmaterialien bei sekundär heilenden und chronischen Wunden.**

**Sterile Materialien**

- Einmalhandschuhe: als Paar oder einzeln verpackt
- Einzeln verpackte Kompressen und Kugeltupfer („Pflaumentupfer") unterschiedlicher Größen
- Watteträger
- Verschiedene Wundauflagen nach ärztlicher Verordnung und vorgefundenem Wundbefund/Wundheilungsphase (▶ 5.4)
- Schnellpflaster, z. B. Hansapor®steril oder Cutiplast™steril
- (Einmal-)Abdecktücher
- Pinzette und Schere
- Knopfkanüle und Spritze
- Kochsalz- bzw. Ringer-Lösung (▶ 4.1)
- Wundantiseptikum (▶ 4.2)

**Unsterile Materialien**

- Fixierpflaster, Verbandschere
- Persönliche Schutzausrüstung: Einmalhandschuhe, ggf. Einmalschürze (diese wird beim Umgang mit offenen Wunden immer getragen) u. a. Schutzmaßnahmen, z. B. bei speziellen Infektionen oder bei hochgradigen Verbrennungswunden
- Flächendesinfektionsmittel
- Flüssigkeitsdichter Bettschutz
- Ggf. Nierenschalen
- Abwurf für Einmalmaterialien
- Abwurf für spitze und scharfe Gegenstände
- Abwurf für gebrauchte, resterilisierbare Instrumente

- Fenster und Türen schließen. Dafür sorgen, dass keine anderen Tätigkeiten während des Verbandswechsels im Patientenzimmer ausgeführt werden (z. B. Putzarbeiten, Bettenmachen) und dass keine Besucher ins Zimmer kommen.

## Vorbereitung des Patienten
- Den Patienten über geplante Maßnahmen informieren und den Verbandswechsel in den Tagesablauf einplanen.
- Ist der Verbandswechsel mit Schmerzen verbunden, rechtzeitig vorher die verordnete Schmerzmedikation verabreichen.
- Patient zum Verbandswechsel lagern, ggf. Kleidung entfernen, Bettschutz unterlegen.

## Durchführung
- Materialien vorbereiten, z. B. Kompressen mit Spüllösung tränken oder in eine sterile Spritze aufziehen, Instrumente öffnen
- Einmalschürze anlegen (keine langärmeligen Jacken bzw. Kittel tragen) und hygienische Händedesinfektion durchführen, Einmalhandschuhe anziehen
- Alten Verband mit unsterilen Einmalhandschuhen abnehmen; Anhaftung vorher durch Anfeuchten (z. B. mit Kochsalzlösung) lösen, tiefer liegende Tamponaden mit steriler Pinzette entfernen
- Alte Wundauflage inspizieren (Blut- bzw. Eiterauflagerungen? Durchfeuchtung mit Wundexsudat?) und Geruch prüfen, danach alte Wundauflage im bereitgestellten Abwurfbehälter entsorgen
- Handschuhwechsel und hygienische Händedesinfektion durchführen
- Sterile Wundreinigung bzw. -spülung durchführen: Wischrichtung ist bei kontaminierten und infizierten Wunden von außen nach innen (▶ Abb. 5.8)
- Wundumgebung nicht tupfen, sondern wischen; pro Wischgang eine neue sterile Kompresse oder einen sterilen Tupfer verwenden
- Ggf. Abstrich entnehmen, ggf. Probeentnahme (PE) durch den Arzt
- Gereinigte Wunde beurteilen, z. B. auf Beläge, Exsudat, Infektionszeichen
- Handschuhe ausziehen, danach hygienische Händedesinfektion durchführen
- Neue Handschuhe anziehen, sterilen Handschuh auf die Arbeitshand anziehen oder mit Pinzette arbeiten
- Ggf. antiseptische Behandlung durchführen
- Je nach Wunde und Wundzustand phasengerechte Wundversorgung durchführen nach ärztlicher Anordnung (▶ 5.4.1, ▶ 5.4.2, ▶ 5.4.3)
- Wenn notwendig, Sekundärverband anlegen
- Handschuhe ausziehen und entsorgen
- Hygienische Händedesinfektion durchführen.

## ACHTUNG

**Abstriche immer aus der Wundtiefe** entnehmen, um den eigentlichen Wundkeim und nicht noch eine Vielzahl von Oberflächenkeimen aufzunehmen. Daher *vor* Abstrichentnahme immer eine mechanische Wundreinigung mit trockenen oder angefeuchteten Kompressen (mit Kochsalz- oder Ringer-Lösung) durchführen. Es dürfen allerdings keine Antiseptika zum Anfeuchten der Kompressen eingesetzt werden, da das Abstrichergebnis dadurch verfälscht werden kann, d.h., eine antiseptische Reinigung erfolgt erst *nach* Abstrichentnahme.

Eine neuere Entnahmetechnik ist der „Essener Wundkreisel", bei welchem der bakteriologische Abstrich in Spiralform von außen nach innen über die gesamte Wundoberfläche geführt wird. Diese Technik gewährleistet, dass möglichst viele der vorliegenden Bakterien in der Wunde erfasst werden.

### Nachbereitung

- Sich beim Patienten erkundigen, ob der Verband bequem sitzt. Hat der Patient kein gutes Gefühl (z. B. Druckgefühl), muss der Sitz des Verbands überprüft bzw. ggf. der Verband neu angebracht werden.
- Patienten informieren, sich zu melden, wenn er Veränderungen am Verband feststellt (Schwellungen, Schmerzen o. Ä.).
- Abwurfbeutel verschließen und außerhalb des Zimmers entsorgen.
- Gebrauchte Instrumente zur Resterilisation geben. Möglichst Trockenentsorgung bevorzugen, ansonsten Instrumente in Desinfektionslösung bis zur Wiederaufbereitung lagern.
- Verbandswechsel einschließlich der Wundbeobachtungen in der Patientenakte dokumentieren (ggf. auch Fotodokumentation).

# 6 Begleitende Maßnahmen bei der Wundbehandlung

Bei den chronischen Wunden „Dekubitus", „venöses und arterielles Ulkus" und „diabetisches Fußsyndrom" ist eine alleinige Wundbehandlung nicht ausreichend. Selbst bei optimaler Wundtherapie können diese Wunden nur heilen, wenn die Ursachen, die zur Entstehung der Wunde geführt haben, (bestmöglich) beseitigt werden. Deshalb sind bei diesen Wunden **begleitende Maßnahmen** notwendig, welche die Ursachen der Wundentstehung berücksichtigen.

Der Patient und seine Angehörigen werden unbedingt miteinbezogen. Die Maßnahmen erfordern alle eine hohe Kooperationsbereitschaft des Patienten. Dementsprechend ausführlich und individuell muss der Patient und seine Angehörigen beraten, geschult und angeleitet werden.

Der Expertenstandard *Pflege von Patienten mit chronischen Wunden* benennt als Ergebnis 4 (E 4): „Die Patientin / Bewohnerin und ihre Angehörigen kennen die Ursache der Wunde sowie die Bedeutung der vereinbarten Maßnahmen und sind über weitere Unterstützungsmöglichkeiten informiert. Ihr gesundheitsbezogenes Selbstmanagement ist entsprechend ihrer individuellen Möglichkeiten gefördert." [6]

Exulzerierende Tumorwunden stellen alle Beteiligten vor große Herausforderungen, begleitende Maßnahmen sind darum zusätzlich erforderlich. Bei allen Wunden ist zudem eine adäquate Schmerztherapie eine notwendige begleitende Maßnahme.

## 6.1 Begleitende Maßnahmen beim Dekubitus

Die zwei entscheidenden Faktoren, die zur Entstehung eines Dekubitus führen, sind Druck bzw. Reibung und die zeitliche Einwirkung des Drucks auf eine bestimmte Körperstelle (▶ 1.2.2). Demnach muss Druck auf eine bestimmte Körperstelle zeitlich immer begrenzt werden. Bei allen Maßnahmen der Bewegung und Positionierung ist Reibung bestmöglich zu vermeiden.

### 6.1.1 Bewegungsförderung und Positionierung

———————————— In der Praxis ————————————

Bewegungsförderung ist Dekubitusprophylaxe!

## Bewegungsarten und Positionierungen
### Makrobewegungen

**Makrobewegungen** sind „große" Bewegungen, die zu einer vollständigen Druckentlastung der vorher belasteten Region führen. Beispiel: Das Kreuzbein ist in Rückenlage maximal druckbelastet. Dreht sich der Mensch auf die Seite, wird das Kreuzbein freigelagert und damit druckentlastet.

### Mikrobewegungen

**Mikrobewegungen** sind „kleine" Bewegungen, kleine Positionsveränderungen, die wesentlich häufiger ausgeführt werden. Sie führen zu einer deutlich geringeren Druckentlastung. Beispiel: Eine Person sitzt gerade auf einem Stuhl. Nach einiger Zeit kippt die Person ihren Körper etwas auf die linke Seite. Zwar ist die rechte Seite immer noch mit Druck belastet, es hat aber eine Druckreduzierung stattgefunden.

Mikrobewegungen können die Entstehung eines Dekubitus nicht sicher verhindern, da der Druck eben niemals vollständig aufgehoben ist. Sie werden aber als Ergänzung zu den Makrobewegungen eingesetzt. Mikrobewegungen sollten häufiger als Makrobewegungen durchgeführt werden. [20]

### Positionierungen

Da der Begriff der Lagerung statisch und aus Sicht des Patienten passiv klingt, wird besser von Positionierung gesprochen. Pflegende sollten sich bewusst machen, dass das „Umlagern" eine Form der Bewegung ist. Wird der Patient dabei – seinen Ressourcen entsprechend – miteinbezogen, kann auch beim Umlagern eine Bewegungsförderung stattfinden.

Folgende **Positionierungen** eignen sich zur Dekubitusprophylaxe:
- 30°-Seitenpositionierung
- 135°-Positionierung
- Schiefe Ebene
- V-A-T-I-Positionierungen (spezielle Lagerungen, die durch eine entsprechende Positionierung von zwei Kissen erreicht werden; außer einer gezielten Dehnung von Lungenabschnitten können damit auch Körperbezirke freigelagert werden; therapeutische Lagerung, die in der Regel nur zeitlich begrenzt angewendet wird)
- Mikropositionierungen.

──────────── **In der Praxis** ────────────

Die 90°-Positionierung bedeutet eine hohe Druckbelastung für den Trochanter major. Sie ist eine therapeutische Positionierung im Bobath-Konzept, z. B. nach Apoplex. Eine sorgfältige Beobachtung der Trochanterregion ist dann notwendig.

Bei der **Positionierung** eines Patienten folgende Prinzipien beachten:
- Alle Körperteile müssen auf der Unterlage aufliegen, um das Gewicht auf einer großen Oberfläche zu verteilen. Ist das nicht der Fall, werden Hohlräume mit Decken oder Handtüchern ausstopfen (Prinzip der LiN-Lagerung®).
- Beim Sitzen im Bett oder Stuhl muss der Patient korrekt in den Hüftgelenken abgeknickt sein.

## Vermeiden von Scherkräften und Reibung
- Vermeiden von Herunterrutschen im Bett oder Rollstuhl durch geeignete Rutschbremse, z. B. ein Handtuch unter die Sitzbeinhöcker legen, Bett- oder Stuhlebene leicht nach hinten verstellen
- Kein Rutschen oder Ziehen des Patienten im Bett oder auf dem Stuhl beim Transfer oder der Positionierung, stattdessen Anwendung von kinästhetischen Prinzipien
- Verwenden von Transferhilfen, die Reibung und Scherung reduzieren, z. B. Rutschbrett, Gleittuch oder -matte
- Patient darf nach der Positionierung nicht in einer „verzerrten" Position sein, die Scherkräfte verursacht
- Verbessern des Körperkontakts mit der Unterlage durch Ausstopfen von Hohlräumen, damit werden Druck und tangentiale Scherkräfte über einen größeren Bereich verteilt.

## Bewegungsförderung

**6**

Regelmäßige Bewegung ist das Kernelement der Dekubitusprophylaxe. Deshalb sind Kenntnisse über die **Förderung der Bewegung** – ausgehend von der normalen Bewegung – von zentraler Bedeutung für Pflegefachpersonen. Dazu gehört auch das Wissen, welche Gründe zu einer Reduzierung der Bewegung beim Patienten geführt haben.

**Bewegungsförderung** ist keine starre Technik, sondern eine Grundeinstellung, die von allen an der Pflege Beteiligten überzeugend getragen und umgesetzt werden muss. Es nützt nichts, wenn nur eine Pflegende im Team bewegungsfördernd arbeitet und alle anderen dies nicht unterstützen.

Eine Lagerung ist schnell „erledigt", indem die Pflegenden den Pflegebedürftigen mit dem Laken oder einer Hebetechnik nach oben oder zur Seite ziehen. Mit aktiver Bewegungsförderung hat dies aber nichts zu tun. [20]

## Förderung der Eigenbewegung des Patienten

Pflegende müssen sich immer fragen, ob ihre Mobilisation eine echte Bewegungsförderung des Patienten darstellt oder nicht.

Maßnahmen zur **Förderung der Eigenbewegung des Patienten** sind:
- Patienten auffordern, sich aktiv an der Mobilisation zu beteiligen. Möglichkeiten zur Eigenbewegung konsequent ausnutzen (und wenn es nur das Drehen des Kopfes zur Seite oder das Anstellen eines Beines ist).

- Individuelle und geeignete Transfers erarbeiten, die Haut- und Gewebeschäden vorbeugen und Angst vor Transfersituationen vermeiden.
- Kinästhetisches Vorgehen: Masse für Masse mobilisieren.
- Patienten zunächst auf einer normalen Matratze lagern und umlagern. Nur wenn dies nicht ausreichend ist, auf ein druckentlastendes Hilfsmittel zurückgreifen. Zunächst immer das Ziel „Aktivierung" bzw. „Mobilisierung" umsetzen.
- Lagerungshilfsmittel auf Einschränkung der Eigenmobilität des Patienten hin überprüfen. So wenig Lagerungshilfsmittel wie möglich verwenden, um nicht zusätzlich seine Mobilität einzuschränken.
- Bequemlichkeit der Positionierung überprüfen bzw. beim Patienten erfragen. Liegt dieser nicht bequem, wird er alles versuchen, um die Position zu verlassen. [20]

### Schaffung eines bewegungsfördernden Umfeldes

Der Patient soll möglichst wenig Zeit im Bett verbringen und aktiv bleiben. Ein **bewegungsförderndes Umfeld** wird geschaffen durch:

- Verzicht auf Schlafkleidung am Tag
- Absenkbare Betten, sodass der Patient alleine aufstehen kann
- Verzicht auf das klassische Pflegebett so lange wie irgend möglich
- Bett am Tag mit einer Tagesdecke abdecken
- Beschäftigungsmöglichkeiten am Tag anbieten
- Ausreichend bequeme Aufenthalts- und Sitzgelegenheiten im Zimmer und außerhalb des Zimmers bereitstellen
- Geeignete Mobilisationshilfen finden, ggf. verschiedene Hilfsmittel ausprobieren, bis das geeignete gefunden ist
- Patienten, die einmal oder mehrmals zu lange und ohne Unterstützung außerhalb des Bettes sitzen mussten, wollen künftig das Bett nicht mehr verlassen; daher achten Pflegende auf gute Zeitplanung, wenn sie Patienten mobilisieren und respektieren den Wunsch, wieder ins Bett zu gehen
- Geistige Anregung und Beschäftigung außerhalb des Bettes
- Individuelle Maßnahmen zur Sturzprophylaxe durchführen.

## 6.1.2 Druckreduzierende Hilfsmittel

---
### In der Praxis
---

Die Förderung bzw. Erhaltung der Bewegung ist und bleibt die Maßnahme der ersten Wahl zur Vermeidung eines Dekubitus. Ist eine Bewegungstherapie alleine nicht oder nicht ausreichend möglich (z. B. bei Patienten mit Kachexie, starkem Bewegungsmangel, völlig fehlender Eigenbeweglichkeit, bei krankheits- bzw. therapiebedingten Kontraindikationen wie Kreislaufinstabilität, Wirbelsäulenverletzungen oder Verbrennungen), sind unverzüglich druckverteilende Hilfsmittel einzusetzen. [5], [20]

## Auswahl des geeigneten Hilfsmittels

Nicht jedes druckverteilende Hilfsmittel ist für jede Situation und jeden Patienten geeignet. Den Hilfsmitteleinsatz immer auf den betroffenen Menschen abstimmen.

Die Hilfsmittel nach folgenden Kriterien auswählen:

- Vorrangige Pflege- und Therapiezielen
- Möglichkeiten der Eigenbewegung des Patienten
- Gefährdete Körperstellen
- Gewicht des Patienten
- Abwägung von Kosten und Nutzen
- Vorlieben und Wünsche des Patienten. [5]

Hilfsmittel können anhand der verschiedenen **Wirkprinzipien** unterschieden werden.

### Vergrößerung der Auflagefläche

Durch die nachgebende Unterlage sinkt der Patient in diese ein. Dadurch liegt viel Körperfläche auf und der Druck reduziert sich. Wie weichlagernd ein Produkt ist, hängt von dem verwendeten Material und System ab (Schaumstoff, Gel, luftgefüllte Kissen etc.).

- Spezielle sog. **viskoelastische Schaumstoffe** (auch als Memory-Schaum bezeichnet) passen sich durch Körperwärme und Gewicht individuell an die Körperstruktur an. Der Auflagedruck verteilt sich so optimal auf die Liegefläche und der punktuelle Druck, z. B. an Knochenvorsprüngen, wird minimiert. Typisch für diese Schaumstoffe ist, dass nach der Entlastung der Schaumstoff nur verzögert in seine ursprüngliche Form zurückgeht.
- **Luft- oder gelgefüllte** Matratzen oder Sitzkissen haben luft- oder gelgefüllte Kammern. Die Tiefe des Einsinkens hängt vom Druck der Luft oder des Gels ab und von der Tiefe der Kammern.
- Eine besondere (aufwendige) Variante sind sog. **Air-Fluidized-Betten.** Der Patient liegt in einem Bett mit Mikroglaskugeln, die durch Luft in Bewegung gebracht werden. Solche Betten sind in der Regel auf Intensivstationen und in Querschnittszentren zu finden.

### Druckentlastung

- **Aktive Unterlagen und Wechseldruck:** Wechseldruckunterlagen verteilen den Druck durch zeitliches Auf- und Abpumpen einzelner Bereiche der Unterlage. Deshalb sind sie für die Druckumverteilung weniger von der Fähigkeit des Einsinkens und Umschließens abhängig als nachgebende Unterlagen. Nach einer einstellbaren Zeit (meist 10–20 Min.), wechselt der Fülldruck, die zuerst schwach gefüllten Bereiche werden nun stärker gefüllt und umgekehrt.

6

———————————— **In der Praxis** ————————————

Bei den Wechseldrucksystemen immer das Gewicht des Patienten
berücksichtigen.
Sitzkissen werden ebenfalls als Wechseldrucksysteme angeboten.
Der Patient kann dann trotz Dekubitus im Bereich der Sitzbeinhöcker zum Sitzen mobilisiert werden, die Sitzzeit ist allerdings zu
begrenzen.

- **Förderung der Eigenbewegung:**
  - **Kinetische Therapie.** Spezielle Betten führen regelmäßig
    Rotationsbewegungen in der Längsachse durch. Sie werden v. a.
    im Intensivbereich zur Dekubitusprophylaxe und bei Lungenver-
    sagen eingesetzt.
  - **Mikrostimulationssysteme** *(MIS)*. Eine spezielle Matratze liegt
    auf einem speziellen Lattenrost mit sog. Flügelfedern. Diese
    Federn nehmen feinste Bewegungen des Patienten auf und geben
    diese an ihn zurück (passives System). Oder die Flügelfedern
    werden mittels Motor bewegt und geben die Bewegung an den
    Patienten weiter (aktives System). In der Regel kann zwischen
    verschiedenen Bewegungen gewählt werden.

## Ungeeignete Hilfsmittel

**Ungeeignete Hilfsmittel** zur Dekubitusprophylaxe sind:
- Lagerungsringe zur Freilagerung von Körperstellen, da es an den
  Seitenrändern zu einer erhöhten Druckeinwirkung kommt
- Felle jeder Art
- Watteverbände, z. B. um die Füße
- Wassermatratzen
- Hydrokolloide mit Schaumstoff an der Außenseite.

**LESE- UND SURFTIPP**
- Schröder G, Kottner J (Hrsg.). Dekubitus und Dekubitusprophylaxe.
  Bern: Huber, 2012.
- Deutsches Netzwerk für Qualitätsentwicklung in der Pflege (Hrsg.).
  Expertenstandard Dekubitusprophylaxe in der Pflege. 2. A. 2017.
  www.dnqp.de

## 6.2 Begleitende Maßnahmen beim Ulcus cruris venosum

**Venenerkrankungen** gehören zu den häufigsten Erkrankungen über-
haupt. Jeder 2. – 3. Erwachsene ist davon betroffen. Zunächst sind es nur
unschöne Veränderungen, die leicht unter einer langen Hose verborgen
werden können. Auch erscheinen sie zunächst viel weniger gefährlich als

arterielle Erkrankungen und werden oft nur unzureichend behandelt. Daraus resultieren allerdings häufig schwere Dauerschäden (▶ 1.2.2).

_____ Definition _____

**Varizen** *(Krampfadern):* erweiterte Venen des oberflächlichen Venensystems, am häufigsten im Bereich der Beine auftretend.
**Varikosis/Varikose:** ausgedehnte Varizen im Bereich der Beine. Von der Varikosis sind die zwei wichtigen Venen des oberflächlichen Venensystems betroffen (▶ Abb. 6.1):
* *V. saphena magna,* die vom Innenknöchel an der Medialseite des Beines zur Leiste zieht und in die *V. femoralis* mündet. Die Einmündungsstelle heißt Crosse *(Venenstern).*
* *V. saphena parva,* die vom Außenknöchel zur Kniekehle verläuft und dort in die *V. poplitea* mündet.
**Chronisch venöse Insuffizienz** *(CVI):* Symptome und Folgeerscheinungen einer dauerhaften venösen Abflussbehinderung. Diese ist die Folge einer Varikosis, eines postthrombotischen Syndroms (▶ 1.2.2) oder einer Gefäßfehlbildung.

## 6.2.1 Arten von Varizen

Es gibt verschiedene **Arten von Varizen.** Hämodynamisch und damit medizinisch bedeutsam sind vor allem Perforans- und Stammvarizen:
* Bei der sog. **Stammvarikosis** sind die *V. saphena magna* und die *V. saphena parva* selbst betroffen.
* Bei der **Perforansveneninsuffizienz** sind die Verbindungsvenen zwischen dem oberflächlichen und tiefen Venensystem erweitert und die Venenklappen undicht. Dadurch fließt Blut aus dem tiefen in das oberflächliche Venensystem zurück.

## 6.2.2 Einteilung nach der Krankheitsentstehung

Nach der **Krankheitsentstehung** unterteilt man die Varikosis wie folgt:
* **Primäre Varikosis** *(idiopathische Varikosis).* Hier ist eine angeborene Venenwandschwäche oder eine Klappeninsuffizienz für die Entstehung verantwortlich. Fast immer liegt eine familiäre Belastung vor. Kommen dann noch zusätzliche Risikofaktoren (z. B. langes Stehen) hinzu, dann nimmt die chronisch venöse Insuffizienz ihren Verlauf (ca. 95 % der Varikosen).
* **Sekundäre Varikosis.** Sie entsteht infolge einer anderen Venenerkrankung, z. B. einer tiefen Beinvenenthrombose. Durch das Abflusshindernis im tiefen Venensystem gelangt mehr Blut über die Perforansvenen ins oberflächliche Venensystem. Die oberflächlichen Venen müssen dann mehr Blut transportieren und sind damit langfristig überlastet, sie sacken aus (ca. 5 % der Varikosen).

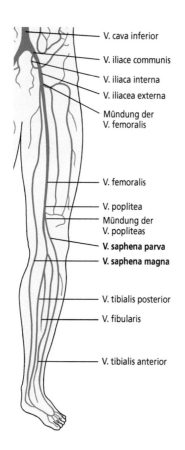

V. cava inferior
V. iliace communis
V. iliaca interna
V. iliacea externa
Mündung der
V. femoralis

V. femoralis
V. poplitea
Mündung der
V. popliteas
**V. saphena parva**
**V. saphena magna**

V. tibialis posterior
V. fibularis

V. tibialis anterior

Abb. 6.1 **Schematische Darstellung des oberflächlichen und tiefen Venensystems am Bein.** Perforansvenen verbinden die beiden Venensysteme und führen das Blut aus dem oberflächlichen ins tiefe Venensystem. [L190]

## Risikofaktoren für die Entstehung einer primären Varikosis

- Stehende oder sitzende Tätigkeit
- Immobilität und mangelnde Bewegung
- Übergewicht
- Schwangerschaft, Pille
- Obstipation
- Beengende Kleidung
- Schuhe mit hohen Absätzen
- Alter
- Weibliches Geschlecht.

## 6.2.3 Symptome und Stadien

Eine Varikosis kann lange symptomlos bleiben und den Betroffenen nur in kosmetischer Hinsicht stören. Er klagt zunächst über punktuelle, intermittierend auftretende, stechende Schmerzen, die sich über den gesamten Verlauf der betroffenen Vene ausbreiten können.

Durch den unvollständigen Verschluss der Venenklappen versackt das Blut teilweise fußwärts (gerade das sollen die Venenklappen ja verhindern). Durch die venöse Stauung kommt es zum Austritt von Flüssigkeit aus den Venen ins Gewebe. Geschwollene Füße bzw. Beine, ein Schwere- und Spannungsgefühl besonders am Abend und nächtliche Muskelkrämpfe sind die Folge.

Das letzte Stadium einer chronisch-venösen Insuffizienz ist das Ulcus cruris venosum (▶ 1.2.2).

## 6.2.4 Therapie der venösen Insuffizienz

Die **Ziele** der Behandlung sind:
- Normalisierung oder Besserung der venösen Hämodynamik
- Besserung oder Beseitigung von Stauungsbeschwerden
- Abheilung bzw. Senkung der Rezidivrate von venösen Ulzerationen und anderen trophischen (auf die Ernährung bezüglich) Veränderungen der Haut
- Verhinderung von Komplikationen.

Als **therapeutische Möglichkeiten** stehen zur Verfügung:
- Konservative Maßnahmen (▶ 6.2.5)
- Sklerosierung *(Verödung)*. Einspritzen eines Verödungsmittels in die geschädigte Vene
- Endoluminale Verfahren. Anwendung von Laser, Mikrowelle, Wasser in der geschädigten Vene
- Transkutane Lasertherapie. Verabreichung von Laser von außen auf die geschädigte Vene
- Operative Verfahren. Crossektomie der *V. saphena magna,* Unterbindung der *V. saphena parva,* Ausschaltung von Perforansvenen, Entfernung erkrankter Stammvenenabschnitte oder Seitenäste. [18]

Die Wahl des Behandlungsverfahrens ist im Einzelfall zu entscheiden. In der Regel ist eine Kombination verschiedener Maßnahmen notwendig. Eine Sanierung der erkrankten Venenabschnitte wird in der Regel angestrebt.

**6**

## 6.2.5 Konservative Maßnahmen bei venöser Insuffizienz

### Risikofaktoren ausschalten

Eine angeborene Bindegewebsschwäche lässt sich nicht ausschalten, weitere **Risikofaktoren** aber sehr wohl. Pflegende kennen diese Risikofaktoren und beraten den Patienten dahingehend:

- Langes Stehen und Sitzen vermeiden, denn das Blut versackt durch den hydrostatischen Druck und die Schwerkraft fußwärts. Außerdem fehlt im Sitzen und Stehen die Muskelpumpe, einer der Haupttransportmechanismen des venösen Blutes. Beine nicht übereinander schlagen.
- Immobilität und mangelnde Bewegung vermeiden, denn die Muskelpumpe kommt nur unzureichend zum Einsatz.
- Bei familiärer Vorbelastung und schon bestehenden Varizen: in stehenden und sitzenden Berufen Kompressionsstrümpfe tragen. Auch während einer Schwangerschaft. In der Schwangerschaft lockert durch hormonelle Umstellungen das Bindegewebe noch mehr auf, außerdem beeinträchtigt der zunehmende Bauch den venösen Rückfluss zusätzlich.
- Enge Kleidung (enge Hosen, straffe Mieder, Strumpf- und Gummibänder, enge Strümpfe, enge Gürtel) vermeiden.
- Keine engen und hohen Schuhe tragen, da dann die Muskulatur der Wade nicht mehr als Muskelpumpe wirken kann. Am günstigsten ist ein Schuh mit einem leicht erhöhten Absatz und einem guten Fußbett.
- Barfuß gehen ist gut, wenn nicht zusätzlich eine arterielle Verschlusskrankheit oder ein diabetisches Fußsyndrom vorliegt – dann wäre die Verletzungsgefahr mit möglichen Folgen zu groß.
- Übergewicht reduzieren, denn zu viel Fettgewebe gibt den oberflächlichen Venen noch weniger Halt und es übt einen ständig erhöhten Druck auf die Venen aus.
- Obstipation vorbeugen bzw. behandeln, denn starkes Pressen bei der Stuhlausscheidung erhöht den Druck im Bauchraum und behindert damit den venösen Rückfluss.
- Ausreichend trinken, um die Fließeigenschaften des Blutes zu verbessern.
- Alkohol und Nikotin vermeiden.
- Ungünstig ist alles, was die Gefäße erweitert: heiße Bäder, ausgiebiges Sonnenbaden, zu lange Saunagänge. Die generelle Empfehlung lautet: Hitze und pralle Sonne meiden.
- Gewissenhafte Hautpflege an den Beinen und Pediküre der Fußnägel, um zusätzliche Entzündungen und Verletzungen zu vermeiden.

## Kompressionsbehandlung

Unter **Kompressionsbehandlung** versteht man die Applikation von Druck von außen bei Venenerkrankungen, Erkrankungen des Lymphsystems und bei Verbrennungsnarben.

_____ **In der Praxis** _____

Bei Venenerkrankungen (Varikosis, chronisch venöse Insuffizienz, Phlebothrombose, Thrombophlebitis, Ulcus cruris venosum) ist die Kompression unerlässlich – egal, ob andere Behandlungsmaßnahmen zusätzlich durchgeführt werden oder nicht.

Leider ist bei vielen Patienten die Bereitschaft oft gering, die Kompressionsbehandlung zu dulden. Hier sind die Pflegenden gefordert, die Wirkung zu erläutern und auch auf die Konsequenzen aufmerksam zu machen, wenn auf die Kompression verzichtet wird.

Die Kompressionsbehandlung kann durch **zwei Arten** erreicht werden:

- Anlegen eines **phlebologischen Kompressionsverbandes** (PKV, dieser ist vom prophylaktischen Kompressionsverband zu unterscheiden)
- Tragen von **medizinischen Kompressionsstrümpfen** (MKS, diese sind von den medizinischen Prophylaxestrümpfen zu unterscheiden). Diese Strümpfe nennt der Patienten häufig auch „Gummistrümpfe" oder „Stützstrümpfe".

6

LESE- UND SURFTIPP

Deutsche Gesellschaft für Phlebologie e. V. *(DGP)*. Leitlinie Medizinische Kompressionstherapie der Extremitäten mit Medizinischem Kompressionsstrumpf *(MKS)*, Phlebologischem Kompressionsverband *(PKV)* und Medizinischen adaptiven Kompressionssystemen *(MAK)*. Stand 2018. www.awmf.org/uploads/tx_szleitlinien/037-005l_S3k_Medizinische-Kompressionstherapie-MKS-PKV_2019-05.pdf

## Wirkmechanismus

Mit der Kompression von außen kann man ursächlich in das Krankheitsgeschehen eingreifen:

- Der Durchmesser der oberflächlichen Venen wird durch den Druck von außen verengt, sodass auch die Klappen wieder effektiver schließen können. Ein Rückfluss des venösen Blutes fußwärts wird verhindert.
- Insuffiziente Perforansvenen werden ebenfalls komprimiert, sodass ein Rückfluss von venösem Blut auf den tiefen Venen ins oberflächliche Venensystem verhindert wird.

- Bei korrekter Technik verengen sich sowohl die Durchmesser der oberflächliche wie auch die der tiefe Venen, was eine Beschleunigung der Blutströmung zur Folge hat.
- Durch den Druck von außen auf das Gewebe reduzieren sich die Ödeme, weil das Wasser im Gewebe zurück in die Blut- und Lymphgefäße gepresst wird. Dadurch werden auch Stoffwechselendprodukte abtransportiert, die sonst zu Hautveränderungen und -verhärtungen führen.
- Durch den Druck von außen muss die Wadenmuskulatur gegen einen Widerstand arbeiten, was die Effektivität der Muskelpumpe und den venösen Rückfluss verbessert. [21]

---

### In der Praxis

Bei der Kompression ist darauf zu achten, dass die arterielle Durchblutung nicht behindert wird. Hinweise darauf sind blaue oder blasse Zehen, Schmerzen und Missempfinden.

---

## Kontraindikationen

Grundsätzlich braucht es für die Kompressionstherapie eine ärztliche Anordnung, auch für die Kompressionsklasse vom Kompressionsstrümpfen.

- **Absolute Kontraindikationen:** fortgeschrittene periphere arterielle Verschlusskrankheit *(pAVK, ▶ 6.3.3)*, dekompensierte Herzinsuffizienz, Entzündungen wie Erysipel, septische Phlebitis, akute Dermatitis
- **Relative Kontraindikationen:** kompensierte periphere arterielle Verschlusskrankheit, fortgeschrittene periphere Neuropathie mit Sensibilitätsstörung. [21]

---

### In der Praxis

Der **ABPI** *(Ankle Brachial Pressure Index: Knöchel-Arm-Druckindex bzw. KADI)* gilt als wichtiger Wert, anhand dessen zu entscheiden ist, ob eine Kompressionstherapie indiziert ist oder nicht.

Mit einer Blutdruckmanschette und einer Dopplersonde werden sowohl der systolische Druck über den Knöchelarterien *(A. tibialis posterior und A. tibialis anterior, ▶ Abb. 6.1)* als auch der systolische Druck am Oberarm über der *A. brachialis* gemessen.

Der ABPI ergibt sich aus dem Quotienten von Knöchelarteriendruck durch Armarteriendruck:

$$\text{ABPI} = \frac{\text{systolischer Knöchenarteriendruck}}{\text{systolischer Armarteriendruck}}$$

Beispiel: 90 mmHg : 125 mmHg = ABPI 0,72

Bewertung: mittelgradige pAVK; bei einem ABPI < 0,5 ist eine Kompressionstherapie kontraindiziert. [21], [22]

## Phlebologischer Kompressionsverband

In der Regel wird eine Kompression zunächst mit einem **phlebologischen Kompressionsverband** *(PKV)* begonnen. Erst nach Abschwellen der Extremität ist es sinnvoll, medizinische Kompressionsstrümpfe maßanzufertigen.

### Bindenmaterial

**Kurzzug-** oder **Langzugbinden** sind Bezeichnungen für die Dehnbarkeit des Bindenmaterials (▶ Tab. 6.1). Allerdings werden die Prozentangaben zur Dehnbarkeit nicht einheitlich gebraucht.

Durch die Dehnbarkeit des Bindenmaterials ergeben sich noch zwei wichtige Begriffe:

- **Ruhedruck.** Druck, den die Binde in Ruhe auf das Bein ausübt aufgrund der Dehnbarkeit. Sehr dehnbare Binden (Langzugbinden) haben eine starke Tendenz, sich wieder zusammenzuziehen, sie üben einen hohen Ruhedruck aus. Wenig dehnbare Binden (Kurzzugbinden) haben weniger Tendenz, sich zusammenzuziehen, sie üben einen geringeren Ruhedruck aus.
- **Arbeitsdruck.** Widerstand des Verbandes gegen die aktive Muskulatur bei Bewegung. Wenig dehnbare Binden können gegen die kontrahierte Muskulatur kaum nachgeben, ein hoher Arbeitsdruck entsteht. Sehr dehnbare Binden geben durch die kontrahierte Muskulatur leicht nach, der Arbeitsdruck ist geringer. [21]

**6**

_____ In der Praxis _____

Binde ist nicht gleich Binde. Bei der Anordnung eines Kompressionsverbandes brauchen Pflegende auch die Anordnung, welche Binde zu verwenden ist!

Zu der Anordnung gehört auch, wie weit zu wickeln ist. Oft reicht ein Kompressionsverband bis zum Knie, was die Technik wesentlich vereinfacht.

**Tab. 6.1 Dehnbarkeit, Druckverhalten und Indikationen der unterschiedlichen Bindenarten.**

| Binde | Dehnbarkeit | Druckverhalten (Ruhe- und Arbeitsdruck) | Indikationen |
|---|---|---|---|
| **Kurzzug** | Gering (30–70 %) | Hoher Arbeitsdruck, geringer Ruhedruck | Bei Immobilität, nach Varizen-OPs |
| **Mittelzug** | Mittel (70–140 %) | Mittlerer Arbeitsdruck, mittlerer Ruhedruck | Thrombophlebitis, schwere Varikosis |
| **Langzug** | Hoch (über 140 %) | Geringer Arbeitsdruck, hoher Ruhedruck | Nur nach spezieller Verordnung, z. B. bei Lymphödem |

## Gebrauchsfertige Bindensysteme

Seit vielen Jahren gibt es gebrauchsfertige **Bindensysteme** auf dem Markt. Sie beinhalten meist eine Polsterung, eine Kompressions- und eine Fixierbinde. Durch das Prinzip der Mehrlagigkeit entstehen eine stärkere Steifigkeit und damit entsteht ein stärkerer Druck. Diese Bindensysteme verrutschen nicht, der Anlagedruck bleibt kontinuierlich und das Bindensystem kann bis zu 7 Tagen belassen werden.

Solche Bindensystem gibt es inzwischen von vielen Herstellen, z.B. von Hartmann (Saphenamed® ucv), Lohmann & Rauscher (Rosidal® mobil), medi Bayreuth (mediven® ulcer kit) oder Smith & Nephew (Profore®, Profore® lite). Diese Bindensysteme sind teurer als normale Binden, haben aber den Vorteil, dass sie einfacher in der Anwendung sind. Die Hersteller machen genaue Angaben zur Wickeltechnik und haben oft Markierungen, die den richtigen Andruck gewährleisten sollen.

## Wickeltechnik

**A C H T U N G**

Das **Wickeln der Beine** ist eine hochanspruchsvolle Technik, die viel Übung braucht. Es ist nicht vertretbar, wenn scheinbar jeder „mal schnell ein Bein wickeln" kann. Die Kompression ist die entscheidende therapeutische Maßnahme bei venösen Erkrankungen, die auch schwerwiegende Komplikationen verhindern soll. Eine falsche Wickeltechnik selbst kann folgenschwere Konsequenzen haben und die Situation noch verschärfen. Einrichtungen im Gesundheitswesen sollten deshalb genau überlegen, welche Mitarbeiter Beine wickeln sollen und können.

„Es ist nicht erwiesen, dass eine bestimmte Bandagierungstechnik, z.B. nach Pütter, Sigg, Fischer, einer anderen überlegen ist. Die sach- und fachgerechte Ausführung der gewählten Methode ist maßgeblich für die Effizienz der Bandagierung." [21] Die sog. „Kornähren-Wickeltechnik" bzw. der „Kornähren-Verband" ist nicht geeignet, da die Binde nicht der Anatomie des Beines angepasst wird, sondern der Verlauf der Binde durch die Technik bestimmt wird. Grundlegende Prinzipien sind:

- Den Kompressionsverband nur am entstauten Bein anlegen, d.h. der Patient hat die Beine vorher 30° hochgelagert.
- Ein Schlauchverband aus Baumwolle, der direkt auf die Haut angezogen wird, nimmt Schweiß auf und verhindert Allergien gegen Sonden- oder Polstermaterial (Hautschutz). Außerdem kann mit der zweiten Hälfte des Schlauchverbandes der ganze Kompressionsverband am Ende fixiert werden. Deshalb den Schlauchverband ca. 3-mal so lange wählen wie das zu wickelnde Bein.
- Eine Unterpolsterung kann Druckulzerationen vermeiden. Das ganze Bein mit Synthetikwatte umwickeln bzw. die Knochenvorsprünge

(Außen-, Innenknöchel, Schienbein, Knie) speziell mit zwei oder drei Lagen Polsterwatte schützen.

- Druckpolster und sog. Pelotten (spezielle Polster, die Ungleichheiten am Bein, z. B. im Bereich der Fußknöchel ausgleichen) können der Effektivität der Kompression verbessern.
- Der Fuß steht im rechten Winkel zum Unterschenkel.
- Binden nicht zu breit wählen (8–10 cm), für den Fuß schmälere Binde wählen.
- Der Andruck der Binde muss vom Fuß nach oben kontinuierlich abnehmen. Auf keinen Fall darf es anders herum sein, dann würde das Blut in den Fuß gestaut. Mit dem Wickeln daher immer am Fuß beginnen, mit festem Andruck.
- Das Wickeln am Beginn der Zehen beginnen. Bei ausgeprägten Vorfußödemen oder Lymphödemen die Zehen mit komprimieren, am besten durch einen speziellen Kompressionsstrumpf.
- Die Binde entsprechend der Anatomie des Beines unmittelbar auf der Haut abrollen, dabei den Bindenkopf nicht vom Bein abheben. Zu straffes Anziehen einzelner Bindentouren stört das Druckgefälle. Die Touren überschneiden sich immer um ca. 1 cm, am Fuß etwas mehr.
- Es dürfen keine Falten entstehen oder Lücken („Fenster") bleiben.
- Zweite Binde gegenläufig wie schon beschrieben wickeln, wieder am Fuß beginnend.
- Der Verband soll zwei Fingerbreit unter dem Knie enden, wenn kein Oberschenkelverband angeordnet ist.
- Mit einem Pflasterstreifen fixieren. Bei dem Verwenden von Verbandklammern besteht Verletzungsgefahr.
- Ggf. Schlauchverband zur zusätzlichen Stabilisierung über den gesamten Verband ziehen. [21]

**LESE- UND SURFTIPP**

Die Firma BSN medical stellt auf ihrer Homepage die zwei Wickeltechniken als pdf-Datei zum Herunterladen zur Verfügung (Technik nach Pütter und nach Sigg), jede Technik auf einem DIN A4-Blatt als Kopiervorlage. www.bsnmedical.de (→ Service → Konzept Kompression → Publikationen).

- Beim Patienten nachfragen, wie der Verband sitzt und ob dieser Schmerzen bereitet. Mindestens einmal pro Schicht Durchblutung, Motorik und Sensibilität überprüfen. Beschwerden des Patienten ernst nehmen, Verband ggf. neu wickeln.

## Medizinische Kompressionsstrümpfe und Kompressionsklassen

**Medizinische Kompressionsstrümpfe** *(MKS)* nach Maß gibt es in vier Kompressionsklassen (KKL 1–4) und heute auch in vielen modischen

Farben. Generell sind pro Halbjahr ein Paar MKS verschreibungspflichtig, bei der Erstverschreibung gibt es zwei Paar. MKS sollten erst dann angemessen werden, wenn die Beine durch einen Kompressionsverband abgeschwollen sind. Bei Folgeverordnungen ist das erneute Ausmessen sinnvoll.

Grundsätzlich sind MKS in der Langzeitkompression zu bevorzugen, da sie einen konstanten Anlagedruck gewährleisten, nicht verrutschen und wenig auftragen. Es gibt sie als Wadenstrümpfe, Oberschenkelstrümpfe und Strumpfhosen.

## Kompressionsklassen (KKL)

Die Andrücke im Fesselbereich in den **Kompressionsklassen** *(KKL)* sind in Deutschland festgelegt (▶ Tab. 6.2). Sie nehmen kontinuierlich von distal (Knöchelbereich) nach proximal ab.

Die Strumpfart (z. B. Wadenstrumpf) und die Kompressionsklasse sind abhängig von der Diagnose, der Lokalisation der Abflussstörung, dem klinischen Befund und der Schwere der Beschwerden. Eine starre Zuordnung einer KKL zu einer Diagnose ist nicht sinnvoll, die ▶ Tab. 6.2. nennt möglich Indikationen. Immer die niedrigste wirksame KKL wählen, weil das die Adhärenz des Patienten für die Kompressionstherapie erhöht. [21]

**6**

**Tab. 6.2 Kompressionsklassen von medizinischen Kompressionsstrümpfen und Indikationen.**

| Klasse | Andrücke im Fesselbereich | Indikationen z. B. |
|---|---|---|
| **1** leicht | Ca. 20 mmHg | • Schwere- und Müdigkeitsgefühl in den Beinen<br>• Geringgradige Varikosis<br>• Schwache Ödembildung<br>• Beginnende Schwangerschaftsvarikosis |
| **2** mittel | Ca. 30 mmHg | • Stärkere Beschwerden<br>• Ausgeprägte Varikosis mit Ödemneigung<br>• Ulcus cruris venosum<br>• Thrombophlebitis<br>• Phlebothrombose |
| **3** kräftig | Ca. 40 mmHg | • Schwere Varikosis<br>• Postthrombotisches Syndrom<br>• Dermatoliposklerose<br>• Nach Abheilung rezidivierender Ulzera |
| **4** Sehr kräftig | Bis 60 mmHg | Bei Lymphödem und elefantiasischen Zuständen |

_____ **In der Praxis** _____

- Es ist darauf zu achten, dass die Fußnägel immer kurz und gefeilt sind und dass grobe Hornhaut entfernt wird, um Beschädigungen am Strumpf zu vermeiden. Auch die Fingernägel dessen, der dem Patienten die Stümpfe ggf. anzieht, müssen kurz sein. Ein guter Tipp für das Anziehen: raue Haushaltshandschuhe tragen.
- Es gibt verschiedene Anziehhilfen, die auch als Hilfsmittel verordnet werden können.
- Ist der Patient physisch nicht in der Lage KKL III oder IV anzuziehen, kann er 2 Strümpfe mit niedriger KKL übereinander tragen. Alternativen sind auch: Anziehen einzelner Elemente, z. B. Vorfußkappe und Kniestrumpf oder das Einarbeiten eines Reißverschlusses.
- Kompressionsstrümpfe am liegenden und entstauten Bein anziehen.
- Der Patient sollte mit den Strümpfen möglichst viel gehen.
- Nachts die Strümpfe in der Regel auszuziehen (im Gegensatz zu den Prophylaxestrümpfen), da der Andruck in Ruhe zu hoch ist. Außerdem wird der venöse Rückfluss durch das Liegen ggf. mit erhöhten Beinen unterstützt.
- Evtl. ordnet der Arzt aber auch eine 24-Std.-Kompression an, z. B. bei Thrombophlebitis.

## Venengymnastik und Mobilisation

Neben der Kompression ist die **Venengymnastik** und die **Mobilisation** eine entscheidende Therapiesäule bei den venösen Erkrankungen. Auch für Patienten, die nicht (gut) gehen können, gibt es verschiedene Möglichkeiten der Venengymnastik, die im Bett oder Sitzen durchgeführt werden können.

Die Übungen aktivieren die Muskelpumpe, trainieren die Venen und regem das gesamte Herz-Kreislauf-System an. Idealerweise werden die Übungen mehrmals am Tag durchgeführt, in Verbindung mit der Kompression.

### Übungen zur Venengymnastik

- Patient liegt in Rückenlage, die Beine sind auf einem Kissen hochgelagert, er beugt und streckt die Füße und lässt sie kreisen.
- Patient liegt in Rückenlage, er hebt abwechselnd das rechte und das linke Bein nach oben (in gebeugtem Zustand), streckt es dann und senkt es in gestrecktem Zustand.
- Patient liegt in Rückenlage und fährt mit den Beinen Fahrrad.
- Patient liegt in Rückenlage, Beine sind angewinkelt aufgestellt und er hebt das Gesäß leicht an, nun abwechselnd mit dem rechten und linken Bein „gehen".
- Patient sitzt im Stuhl und rollt mit beiden Füßen eine festere Rolle (z. B. Küchenrolle) oder einen Ball hin und her.

- Patient liegt oder sitzt, eine Kurzzugbinde oder ein Terraband wird um den Vorfuß gelegt und die Enden werden vom Patienten ergriffen; nun kann er den Fuß aktiv heranziehen und aktiv dagegentreten.
- Patient steht frontal vor einer Wand und stützt sich mit den Händen ab; nun geht er mit einem Bein rückwärts, dadurch kommt es zu einer Dehnung der Wadenmuskulatur; als Steigerung kann er einen Wechsel zwischen Sohlen- und Fersenstand versuchen, ohne dass Ausgleichsbewegungen im Hüftgelenk stattfinden.
- Patient soll laufen wie ein Storch, d. h. das rechte und das linke Bein abwechselnd hochziehen; dabei immer einen kurzen Moment verharren.
- Patient steht und soll bei aufrechten Körperposition abwechselnd in den Zehen- und Fersenstand wippen.

## Physikalische Therapien

- Beine so oft wie möglich **hochlagern,** tagsüber und am Abend, so wird der venöse Rückfluss gefördert. Bei ausgeprägten Ödemen die Beine auch in der Nacht hochlagern. Dazu das Fußteil 3–5 cm hochstellen oder einen Keil bzw. eine Decke unter die Matratze legen. In der Regel erleben die Patienten die Hochlagerung als angenehmer, wenn die Kniegelenke leicht gebeugt sind.
- Wer stehen und sitzen nicht vermeiden kann, der sollte folgende Maßnahmen durchführen:
  - Immer wieder einmal aufstehen und gehen
  - Auf der Stelle gehen oder Zehenstände machen
  - Füße im Sitzen auf und ab bewegen
  - Beine nicht überschlagen.
- **Anwendungen nach Pfarrer Kneipp** trainieren die Venen und lassen sich auch in der häuslichen Umgebung gut durchführen. Wichtig ist, dass die Füße vorher warm sind. Das Wasser soll am Anfang ca. 20 °C haben, kann aber auch noch etwas kühler gewählt werden. Wenn möglich, Beine im Anschluss nicht abtrocknen, da der mechanische Reiz so den Kältereiz überlagert. Kneippsche Anwendungen sind v. a. im Sommer sehr angenehm, können aber das ganze Jahr zum Einsatz kommen:
  - Für den *kalten Knieguss* Brausekopf abschrauben: beginnend am Außenfuß → außen am Bein bzw. an der Wade nach oben bis in die Kniekehle, 5 Sek. dort bleiben und über die Innenseite des Beins nach unten → anderes Bein → Innenfuß → über das Schienbein zur Kniescheibe, 5 Sek. dort bleiben und über das Innenbein nach unten → anderes Bein
  - Einfacher: im Anschluss an ein Dusch- oder Wannenbad *Beine kühl abduschen*

- *Wechselfußbad:* eine Wanne mit einer Wassertemperatur von 38–40 °C, eine zweite Wanne mit einer Wassertemperatur von 20–25 °C: Beginn in der warmen Wanne, so lange, bis ein deutliches Wärmegefühl entsteht, dann 15 Sek. in das kalte Wasser, 3-mal wechseln und mit dem kalten Wasser aufhören, nach Möglichkeit nicht abtrocknen
- *Wassertreten,* z. B. in der Badewanne. Die Beine sollten bis zur Hälfte der Waden im Wasser stehen; Wassertemperatur 15–20 °C oder auch kühler; so lange wassertreten, bis ein Kältegefühl entsteht, Beine erwärmen lassen, das Wassertreten wiederholen
- **Tiefes Ein- und Ausatmen** unterstützt den venösen Rückfluss durch den thorakalen Sog, deshalb Patienten immer wieder zum tiefen Ein- und Ausatmen anhalten.

## Weitere unterstützende Therapien

**Körperliche Bewegung** trainiert die Gefäße, kräftigt das Herz-Kreislauf-System und regt die Muskelpumpe an. Zudem trägt sie dazu bei, Übergewicht zu reduzieren.

- Fast alles, was mit Bewegung zu tun hat, ist gut: Spazierengehen, Fahrradfahren, Wandern, Nordic Walking, Tanzen.
- Schwimmen und Aqua-Jogging sind ideal für Venenpatienten, da die Muskelpumpe aktiviert wird, der Druck des Wassers sanft die Venen komprimiert und in der mehr oder weniger horizontalen Lage die Schwerkraft nicht mehr so stark wirkt. Wichtig ist, dass die Wassertemperatur nicht über 28 °C beträgt, da sich sonst die Gefäße zu stark durch die Wärme erweitern.
- Nicht geeignete Sportarten sind: Kraftsport, Schlittschuhlaufen, Rollerblades und Sportarten mit einem hohen Verletzungsrisiko (z. B. Fußball) und hohen Beschleunigungs- und Bremskräften (z. B. Squash) sowie Sportarten, bei denen ein hoher Druck im Bauchraum aufgebaut wird (z. B. Kraftsport).

## Behandlung mit Medikamenten

Die Industrie bietet eine Vielzahl von **Venenmedikamenten,** z. B. mit Rosskastanie oder rotem Weinlaub. Ihre Wirkung liegt in der Linderung von Symptomen (wie Spannungs- und Schweregefühl oder Venenreizung) und sie sind als Begleitmaßnahmen geeignet. All diese Produkte können aber keine Varizen oder Thromben beseitigen, auch wenn die Industrie das vielleicht vermittelt. Auch die Homöopathie bietet einiges an Mitteln, die Begleitsymptome lindern können, heilen können sie Varizen aber auch nicht.

Diuretika sind nicht geeignet, schon gar nicht in der Langzeitbehandlung. Sie schwemmen zwar momentan Ödeme aus den Beinen, wenn aber der Mechanismus, der zu den Ödemen führt, nicht unterbrochen wird, dann werden diese Ödeme immer wieder nachlaufen. Die Folge kann sein, dass der Pflegekunde nach wie vor Ödeme hat, aber ausgetrocknet ist.

─────────────── **In der Praxis** ───────────────

**Ohne Kompression heilt kein venöses Ulkus!** Das bedeutet, neben einer phasengerechten Wundbehandlung unbedingt eine Kompression durchführen. Für Pflegende und den Patienten ist es manches Mal unverständlich, dass auf eine offene Wunde eine Kompression angebracht werden soll. Wenn jedoch der Entstehungsmechanismus des venösen Ulkus bekannt ist, dann ist klar, dass dieser nur mithilfe einer Kompression von außen unterbrochen werden kann – das ist die Grundvoraussetzung dafür, dass das Ulkus abheilt. Alternativ kommt natürlich auch eine interventionelle oder operative Behandlung der varikös veränderten Venen in Frage. Pflegende müssen dem Patienten diesen Umstand unbedingt und deutlich erklären! Natürlich sind auch alle weiteren Maßnahmen wie Venengymnastik und physikalische Maßnahmen bedeutsam.

LESE- UND SURFTIPP

Deutsche Gesellschaft für Angiologie, Gesellschaft für Gefäßmedizin e.V. *(DGA)*. Krampfadern – erkennen und behandeln. Stand 2012. www.dga-gefaessmedizin.de/fileadmin/content/PDFs/dga_krampf-aderbroschuere_screen.pdf

## 6.3 Begleitende Maßnahmen beim Ulcus cruris arteriosum

### 6.3.1 Vorbeugung von Arteriosklerose

Herz-Kreislauf-Erkrankungen aufgrund von **Arteriosklerose** sind die häufigste Todesursache in den Industriestaaten und kosten das Gesundheitswesen Unsummen von Geld. Dabei ließe sich die Arteriosklerose weitgehend vermeiden, wenn die klassischen Risikofaktoren ausgeschaltet würden. Krankenkassen und Initiativen starten immer wieder Kampagnen für die Vermeidung von Gefäßkrankheiten. Dieses Ziel verfolgt auch die Deutsche Liga zur Bekämpfung von Gefäßerkrankungen e. V. Pflegefachpersonen haben ebenfalls eine wichtige Beratungsfunktion. Leider sind viele Gefäßpatienten nicht immer ganz einsichtig bzw. die Umsetzung wird ihnen nicht leichtfallen, da falsche Lebens- und Ernährungsgewohnheiten oft über viele Jahrzehnte bestehen.

─────────────── **In der Praxis** ───────────────

Gefäßpatienten können viel dazu beitragen, eine Arteriosklerose aufzuhalten oder zu verlangsamen und den Behandlungserfolg zu sichern!

An erster Stelle steht das **Ausschalten** bzw. das **Reduzieren der Risiko-faktoren:**

- Rauchen einstellen
- Auf eine gute Blutzuckereinstellung achten, regelmäßige Blutzucker-kontrollen durchführen, denn jede Blutzuckerentgleisung schädigt auch die Arterien
- Auf eine gute Blutdruckeinstellung achten, verordnete Medikamente einnehmen, regelmäßige Blutdruckkontrollen durchführen, denn jede Blutdruckentgleisung schädigt die Arterien
- Übergewicht reduzieren
- Auf eine ballaststoffreiche, fettarme und vollwertige Ernährung umstellen mit einem hohen Anteil an pflanzlicher Kost, Reduktion von tierischen Produkten, v. a. von tierischen Fetten, Teilnahme an einer Ernährungsberatung. Ausreichend trinken, um die Fließeigen-schaften des Blutes zu erhalten oder zu verbessern
- Stress und Hektik reduzieren, sich ganz bewusst einmal am Tag eine Auszeit nehmen
- Regelmäßige Bewegung (siehe Gefäßtraining bei arteriellen Erkrankungen, ▶ 6.3.3). Geeignet sind: Gehen, Nordic Walking, Radfahren, Treppensteigen, Schwimmen, Aqua-Jogging und Tanzen. Durch die Bewegung verbessert sich das Allgemeinbefinden, Übergewicht wird reduziert, Blutzucker und Blutdruck werden besser und auch die Blutfette normalisieren sich
- Blutfette regelmäßig kontrollieren lassen, ggf. regelmäßige Einnahme von cholesterinsenkenden Medikamenten, wenn andere Maßnahmen nicht den gewünschten Erfolg bringen. [22]

## 6.3.2 Behandlung der peripheren arteriellen Verschlusskrankheit

### Konservative Behandlung
In den Stadien I und II nach Fontaine (▶ 1.2.2) wird eine **konservative Behandlung** durchgeführt:

- Behandeln der Grunderkrankungen bzw. Ausschalten der Risikofak-toren (▶ 6.3.1)
- Gehtraining zur Ausbildung von Kollateralen (▶ 6.3.3)
- Hemmen der Thrombozytenaggregation mit Acetylsalicylsäure (z. B. Aspirin® 100) oder Clopidogrel (z. B. Plavix®)
- Antikoagulanzien *(Blutgerinnungshemmer)* nach operativen Eingriffen
- Medikamentöse Therapie mit Prostaglandinen (z. B. Prostavasin®) zum Verbessern der peripheren Durchblutung und Hemmen der Gerinnung und Thrombozytenaggregation.

## Interventionelle Behandlung

Ziel der **interventionellen Behandlung** ist die Wiederherstellung der Gefäßdurchgängigkeit. Hier gibt es verschiedene Möglichkeiten:

- **Perkutane transluminale Angioplastie** *(PTA)*. Der Arzt führt einen Katheter über eine periphere Arterie ein, an dessen Spitze sich ein Ballon befindet. Die Katheterspitze wird nun bis in die Engstelle vorgeschoben. Dort wird der Ballon aufgeblasen und dadurch die Stenose aufgedehnt. Eine PTA ist möglich bei isolierten, kurzstreckigen Stenosen und kann auch mit einer lokalen Lyse kombiniert werden.
- **Stent.** Nach erfolgreich durchgeführter Angioplastie kann der Arzt eine Re-Stenose vermeiden, indem er in die aufgedehnte Stenose einen Stent *(Gefäßstütze)* einlegt.

## Operative Behandlung

Es stehen verschiedene **operative Techniken** zur Verfügung:

- **Thrombendarteriektomie** *(TEA)*. Nach dem Eröffnen der Arterie wird die krankhaft veränderte Gefäßinnenwand ausgeschält. Evtl. ist beim Verschluss der Arterie ein Erweitern des Gefäßes notwendig. Dies wird durch das Aufnähen eines sog. Patch *("Flicken")* aus Kunststoff erreicht.
- **Bypass.** Bei langstreckigen Verschlüssen werden Bypass-Operationen notwendig. Hierbei werden die krankhaft veränderten Gefäßabschnitte durch eine Prothese aus Kunststoff oder durch eine körpereigene Vene überbrückt.
- **Interponat.** Ein weiteres Verfahren ist die Implantation eines Interponats. Hierbei wird der kranke Arterienabschnitt herausgeschnitten und durch ein Interponat *(Zwischenstück)* ersetzt. Als Interponat wird Kunststoff oder eine körpereigene Vene verwendet.
- **Amputation.** Sind alle anderen Behandlungsmethoden ausgeschöpft bzw. nicht möglich oder haben sie nicht den gewünschten Erfolg gebracht, dann kann die Amputation als letzte Maßnahme notwendig werden. Die Amputationslinie richtet sich nach der Höhe des Gefäßverschlusses.

—————————— In der Praxis ——————————

Im Anschluss an eine interventionelle oder operative Behandlung ist ggf. eine Gerinnungshemmung mit Heparin oder oralen Antikoagulanzien (Acetylsalicylsäure oder Marcumar®) notwendig.

## 6.3.3 Pflegerische Maßnahmen bei peripherer arterieller Verschlusskrankheit

### Nachsorge

Patienten mit pAVK sind chronisch krank und können in den seltensten Fällen geheilt werden. Deshalb ist eine regelmäßige Kontrolle und Nachsorge nach allen Behandlungsverfahren notwendig. Pflegende beraten den Patienten dahingehend und vereinbaren ggf. Termine beim Hausarzt oder Gefäßmediziner.

Im Rahmen der Nachsorge werden auch die Risikofaktoren überwacht: Blutdruck- und Diabeteseinstellung, Senkung der Blutfette, Gewichtskontrolle bzw. Reduzierung von Übergewicht, Nikotinstopp.

### Gefäßtraining bei arteriellen Gefäßerkrankungen

Bei schon bestehender arterieller Verschlusskrankheit ist die Teilnahme an einer Gefäßsportgruppe sinnvoll. In einer solchen Gruppe gibt es fachliche Anleitung, außerdem macht das Trainieren in einer Gruppe mehr Spaß und schafft Motivation. Studien belegen, dass der Erfolg bei einem angeleiteten und überwachten Bewegungs- und Gefäßtraining besser ist, als wenn der Patient dies alleine durchführt. Das bedeutet, der Patient soll zumindest in der Anfangszeit des Trainings von einem Physiotherapeuten oder auch von Pflegenden angeleitet und überwacht werden. Das Training muss lebenslang erfolgen! [22]

### Bewegung und Gefäßtraining

Im Stadium I und II einer pAVK (▶ 1.2.2) ist **Bewegung und Gefäßtraining** eine wichtige therapeutische Maßnahme. Auch nach interventionellen und operative Interventionen ist Bewegung eine unterstützende Maßnahme, um den Behandlungserfolg zu sichern. [22]

Ziele des Gefäßtrainings:

- Kollateralgefäße *(Umgehungsgefäße)* werden ausgebildet und die Sauerstoffversorgung ist verbessert.
- Der Patient verlängert seine schmerzfreie Gehstrecke.
- Das Fortschreiten der pAVK ist verhindert.
- Die allgemeine Befindlichkeit und die Lebensqualität sind verbessert.

Zudem hat regelmäßige Bewegung einen günstigen Einfluss auf die typischen Risikofaktoren (▶ 6.3.1).

Als Training eignet sich Gehen, aber auch das Gehen mit Stöcken *(Nordic Walking)*. Das Gehen in der freien Natur ist allen Maßnahmen in geschlossenen Räumen vorzuziehen. Grundsätzlich kann das Gehen aber auch auf einem Laufband, Ergometer oder innerhalb der Einrichtung erfolgen. Gut geeignet sind auch Radfahren und Treppensteigen, Schwimmen und Tanzen.

Untersuchungen aus den USA haben gezeigt, dass auch ein Training mit einem Armergometer die Bildung von Umgehungskreisläufen – auch in den Beinen anregt. Dies ist v. a. eine Trainingsmethode, wenn der Patient nicht mehr ausreichend mobil ist.

## ACHTUNG
Eine regelmäßige Überwachung des Gehtrainings ist sinnvoll. Das Gehen sollte immer bis in die individuelle Schmerzphase hinein erfolgen, starke Schmerzen sollten aber nicht auftreten. Jede Trainingsphase sollte mind. 30 Min. dauern, mit notwendigen Pausen. Anzustreben ist ein Training mindestens dreimal pro Woche. Als Überwachung oder Grundlage des strukturierten Trainings bietet sich ein Patiententagebuch an mit folgenden Angaben: angestrebte Gehstrecke, zurückgelegte Strecke, Zeit bis zum Auftreten von Schmerzen, Trainingshäufigkeit. [23]

---

#### In der Praxis

Für das ganze Bewegungstraining gilt: Regelmäßigkeit ist wichtiger als Intensität!

---

## ACHTUNG
Im Stadium III und IV einer unbehandelten pAVK sind Bewegungsübungen und Ausdauertraining kontraindiziert, da der Sauerstoffbedarf schon in Ruhe nicht gedeckt ist. Hier sind zunächst medizinische Maßnahmen notwendig, um die arterielle Durchblutung und damit die Sauerstoffversorgung zu verbessern.

## Weitere Übungen
Neben dem Gehen kann der Patient auch **Übungen** im Stehen durchführen. Nachfolgend sind einige Übungen beschrieben, die sich bei arteriellen Erkrankungen eignen:
- Patient stützt sich nach hinten ab, z. B. an einer Wand, dann hebt er das Bein in Knie und Hüftgelenk an (Zehen zeigen nach unten), Bein in dieser Position zur Seite drehen und dann wieder zur Mitte; 4–5-mal wiederholen, dann das andere Bein.
- Patient steht gerade, er geht langsam mit durchgestreckten Knien auf die Zehen, bis ein leichtes Ziehen in den Waden zu spüren ist; 4–5-mal wiederholen.
- Patient steht gerade, er geht mit durchgestreckten Knien erst auf die Zehen, dann auf die Fersen; 4–5-mal wiederholen.
- Patient hält sich fest, z. B. am Tisch; Tuch mit den Zehen vom Boden anheben und halten, ablegen; Übung mit jedem Bein 4–5-mal wiederholen.

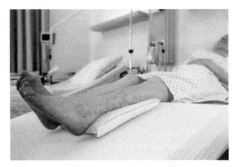

Abb. 6.2 **Positionie-rung der Beine bei pAVK.** Trotz Freilagerung der Fersen auf einem Kissen zur Dekubitus-prophylaxe sind die Füße die tiefste Stelle des Patienten. [K115]

- Patient steht in Schrittposition an eine Wand gelehnt, er beugt nun das hintere Knie nach vorne und achtet darauf, dass die Ferse auf dem Boden bleibt; Übung mit jedem Bein 4–5-mal wiederholen.
- Patient schwingt die Beine abwechselnd leicht nach vorne und hinten; Übung während 1–2 Min. durchführen.
- Patient liegt im Bett und streckt die Beine während ca. 30 Sek. nach oben; wenn möglich, kreist er auch mit den Füßen, dann setzt er sich schnell an den Bettrand, sodass die Strömungsgeschwindigkeit in den Arterien ruckartig zunimmt; Übung 4–5-mal/Tag durchführen. [23]

## Positionierung bei peripherer arterieller Verschlusskrankheit

Um die arterielle Durchblutung aufrechtzuerhalten bzw. zu fördern, ist Folgendes bei der **Positionierung** zu beachten:
- Beine immer tief lagern. Werden die Fersen zur Dekubitusprophylaxe hoch gelagert, dann ist darauf zu achten, dass fußwärts immer noch ein Gefälle besteht. Dies ist zu erreichen, indem die gesamt Bettebene leicht fußwärts gestellt wird oder indem das Fußteil des Bettes leicht nach unten abgeknickt wird (▶ Abb. 6.2).

## A C H T U N G
Beinhochlagerung ist bei pAVK verboten!

- Besteht bei einem Patienten gleichzeitig eine arterielle und eine venöse Gefäßerkrankung, so ist der Unterstützung der arteriellen Durch-blutung der Vorrang zu geben. Die Beine flach und intermittierend tief lagern. Im Einzelfall, z. B. wenn die venöse Stauung überwiegt, ordnet der Arzt auch eine zeitlich befristete Hochlagerung an.
- Gefäßabknickungen vermeiden, welche die arterielle Durchblutung behindern. Wird das Kopfteil im Bett erhöht, so sollte dies nicht um 90° geschehen, denn so werden die Arterien im Bereich der Leiste abgeknickt. Besser das Kopfteil nur bis 60° erhöhen und wenn möglich, Fußteil nach unten abknicken.

- Die Füße eines Patienten mit pAVK sind hochgradig dekubitusgefährdet, da die Sauerstoffversorgung durch die Arteriosklerose beeinträchtigt ist. Das bedeutet, ein Dekubitus entsteht noch schneller als bei einem arteriengesunden Menschen. Besonders gefährdet sind die Zehen, die Fersen und die Innen- und Außenknöchel. Deshalb:
  - Fersen immer weich, noch besser hohl oder frei lagern. Achtung: Trotzdem müssen die Füße der tiefste Punkt des Patienten sein.
  - Zehen vor Druck schützen. Hier kann eine schwere Bettdecke schon ausreichen, um eine Druckschädigung zu begünstigen. Bettdecke über das Fußteil hängen oder zwei Kissen neben die Füße legen, die den Druck der Bettdecke aufnehmen.

## Allgemeine Verhaltensmaßnahmen bei peripherer arterieller Verschlusskrankheit

- Einengende Kleidungsstücke wie Hosen, Gürtel und Socken unbedingt vermeiden
- Schuhe dürfen auf keinen Fall drücken oder einengen und sollten aus einem weichen und nachgebendem Material sein
- Kompressionsstrümpfe oder Kompressionsverbände sind kontraindiziert. Besteht gleichzeitig zur pAVK eine venöse Gefäßerkrankung mit deutlichen Symptomen, dann kann der Arzt ggf. doch eine Kompression mit einem leichteren Druck anordnen. In diesem Fall die arterielle Durchblutung der Beine aber engmaschig überwachen
- Vorsicht vor Verletzungen an den Füßen, denn diese heilen aufgrund der reduzierten Sauerstoffversorgung oft nur schlecht
- Nicht barfuß gehen
- Fußpflege von einem Fußpfleger durchführen lassen
- Keine Hornhaut mit scharfen Gegenständen entfernen
- Füße ggf. mit einem Watteverband (Synthetikwattebinden) polstern
- Tägliche Inspektion der Füße auf Verletzungen
- Sorgfältige Hautreinigung und -pflege an den Füßen:
  - Verwenden von pH-saurer Waschlotion
  - Sorgfältig trocknen, v. a. in den Zehenzwischenräumen
  - Hautpflege abhängig von der Hautsituation. Da die Haut in der Regel trocken ist, sind Wasser-in-Öl-Emulsionen geeignet. Nicht geeignet sind Salben jeglicher Art, da sie die Hautporen verstopfen und die Hautatmung behindern
- Kälte und Auskühlung der Beine vermeiden, da sich die Arterien dann zusammenziehen und die Durchblutung noch schlechter wird
- Beine warmhalten mit Woll-, Angorasocken, Wolldecken, lockerem Watteverband, um die arterielle Durchblutung zu unterstützen. Im Bett sind Schaffelle gut geeignet, die Restwärme zu erhalten. [23]

**A C H T U N G**
**Direkte lokale Wärmeanwendungen** wie Wärmflasche, Fußbäder, Wärmelampe, Heizdecke u. Ä. sind verboten! Die kranken Arterien können sich nicht entsprechend erweitern, sondern nur die gesunden. In der Folge wird die Minderdurchblutung in den kranken Arterien noch schlechter. Außerdem steigert die direkte Wärme den Stoffwechsel im Gewebe und damit den Sauerstoffbedarf, der bei einer pAVK ohnehin schon nicht gedeckt werden kann.

**L E S E -  U N D  S U R F T I P P**
Deutsche Gesellschaft für Angiologie, Gesellschaft für Gefäßmedizin. Leitlinien Periphere arterielle Verschlusskrankheit *(PAVK)*, Diagnostik, Therapie und Nachsorge. Stand 2015. www.awmf.org/uploads/tx_szleitlinien/065-003l_S3_PAVK_periphere_arterielle_Verschluss-krankheitfinal-2019-08.pdf

## 6.4 Begleitende Maßnahmen beim diabetischen Fußsyndrom

Bedeutendste Konsequenzen diabetischer Fußprobleme sind Ulzerationen und Amputationen. Bis zu 10 % aller Diabetiker leiden an einem Fußulkus. In Deutschland werden über 60.000 Amputationen pro Jahr durchgeführt, von denen 40–70 % auf einen Diabetes mellitus zurückgeführt werden können. [24]

Die Behandlung des **diabetischen Fußsyndroms** (*DFS*, ▶ 1.2.2) ist eine multidisziplinäre Aufgabe. Beteiligt sind Hausarzt, Diabetologe, ggf. Chirurg/Gefäßchirurg, Diabetesberater, Orthopädietechniker oder -schuhmacher und Podologe. Nur so kann das wichtigste Ziel, das Vermeiden von Amputationen, erreicht werden.

### 6.4.1 Risikofaktoren für die Entstehung von Fußkomplikationen

Die nachfolgenden **Risikofaktoren** machen deutlich, dass ein Großteil der Fußkomplikationen durch Ausschalten von Gefährdungen durchaus zu vermeiden ist. Hierfür ist es notwendig, dass Diabetiker und ihre Angehörigen sehr gut über die Gefahren informiert sind und Präventionsmöglichkeiten kennen. Risikofaktoren sind:

- Eingeschränkte Beweglichkeit der Gelenke oder Beine
- Barfuß gehen
- Bildung von Hornhautschwielen, eingewachsene Zehennägel, Hühneraugen oder Warzen, bei deren Behandlung man sich selbst verletzen kann
- Ungeeignetes Schuhwerk

- Unzureichende Fußpflege
- Bereits vorhandene schlecht heilende Wunden an den Füßen, unzureichende Behandlung dieser Wunden
- Einschränkung des Sehvermögens
- Ungesunder Lebensstil: Rauchen, zu viel Alkohol, falsche Ernährung, wenig Bewegung, extremes Übergewicht.

## 6.4.2 Präventions- und Behandlungsprinzipien

Die **Präventions- und Behandlungsprinzipien** wollen die Risikofaktoren für diabetische Fußkomplikationen bestmöglich ausschalten.

### Schulung des Patienten

Die erfolgreiche Behandlung des Diabetes mellitus und die Vermeidung von Fußkomplikationen setzt Selbstdisziplin und Selbstmanagementfähigkeiten beim Patienten voraus. Voraussetzung für diese ist ein ausführliches und patientengerechtes Wissen. Studien bestätigen den Erfolg von **Schulungen:** Zuwachs von Wissen, bessere Stoffwechseleinstellung, höhere Leistungsfähigkeit und Lebensqualität, weniger Komplikationen. Neben der individuellen Beratung, z. B. durch einen Arzt oder Diabetesberater, gibt es verschiede strukturierte **Schulungsprogramme,** die sich an verschiedene Beratungsnotwendigkeiten richten. In der Regel bestehen solche Schulungsprogramme aus mehreren Modulen, die für Gruppen (4–8 Betroffene) konzipiert sind.

### Medizinische Maßnahmen

Die wichtigste medizinische Maßnahme ist die **Stoffwechseloptimierung,** d. h. die Einstellung auf gute Blutzuckerwerte – immer unter Berücksichtigung der ganz individuellen Patientensituation.
Weitere internistische Erkrankungen, z. B. ein Bluthochdruck, müssen ebenfalls normnah eingestellt oder behandelt werden. Makroangiopathien müssen evtl. behandelt werden (▶ 6.3.2), insbesondere bei nicht heilenden Fußläsionen und der Gefahr einer Amputation (▶ 6.3.2).
Schon bestehende Infektionen werden antibiotisch behandelt, ggf. ist die parenterale Gabe eines Antibiotikums notwendig.

### Druckentlastung

_____ In der Praxis _____

Ohne eine vollständige Druckentlastung heilt kein Fußulkus ab! Patienten mit einem Fußulkus dürfen ohne eine Druckentlastungsintervention nicht gehen bzw. laufen. Die Druckentlastung ist auch im Sitzen und Liegen notwendig.

Möglichkeiten der **Druckentlastung** sind:
- Bettruhe (nur für die schwersten Fälle und bei fehlenden anderen Möglichkeiten)
- Gehstützen oder Rollstuhl
- Vorfuß- und Fersenentlastungsschuh! (Kasten unten)
- Orthesen (orthopädische Apparate zur Stabilisierung, Entlastung, Ruhigstellung, z.B. von Gliedmaßen), konfektioniert oder maßangefertigt, z.B. Aircast® walker
- Vollkontaktgips (*Total Contact Cast, TCC,* ▶ Abb. 6.3). [24]

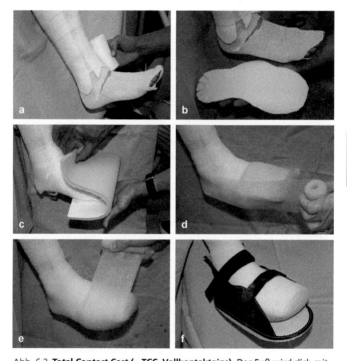

Abb. 6.3 **Total Contact Cast (= TCC, Vollkontaktgips).** Der Fuß wird dick mit Watte, Filz und Schaumstoff gepolstert, dabei wird die Ulzeration ausgespart (a-c). Dann wird ein zirkulärer Kunststoffgips angebracht (d-e). Nach der Aushärtung wird der Cast in zwei Teil gesägt, sodass zwei Gipsschalen entstehen (unterhalb und oberhalb des Beines). Die Schienen werden mit Klettverband verbunden und können zum Verbandswechsel und zur Pflege abgenommen werden. Über eine Fußsohle, die ebenfalls mit einem Klettmechanismus angebracht wird, kann der Patient laufen (f). Der TCC ermöglicht eine gleichmäßige Druckbelastung des Fußes ohne Druck auf der Ulzeration. [E1023]

─────────────── **In der Praxis** ───────────────

Der günstige und häufig verordnete Vorfußentlastungsschuh ist aus verschiedenen Gründen abzulehnen:

- Er führt nicht zu einer vollständigen Entlastung des Vorfußes.
- Andere Teile des Fußes sind deutlich stärker belastet, dort können zusätzliche Druckschäden entstehen.
- Er bedingt eine besondere Gehweise (betroffener Fuß muss vor dem Körperschwerpunkt bleiben), damit eine Entlastung erreicht werden kann. Patienten mit diabetischer Polyneuropathie können diese Gehweise nicht realisieren, da sie keine Rückkopplung über ihren Gang erhalten, sie bemerkt nicht, das auf dem Ulkus eine Druckbelastung besteht. [25]

Bei Patienten mit diabetischer Polyneuropathie und diabetischem Ulkus, die den Entlastungsschuh unsachgemäß tragen, muss ein Interimsschuh, eine Orthese oder Total Contact Cast (TCC, ▶ Abb. 6.3) verordnet werden, auch wenn die Versorgung deutlich teurer ist. [25]

Das regelmäßige Entfernen von Hyperkeratosen *(Hornhautschwielen)* durch einen Podologen dient ebenfalls der Druckentlastung.

## Prophylaktisches und therapeutisches Schuhwerk

Geeignete Schuhe sind für einen Diabetiker von entscheidender Bedeutung, besonders wenn schon Fußkomplikationen bestehen (▶ Tab. 6.3).

## Bewegung

**Bewegung** ist eine zentrale Säule der Diabetesbehandlung, v. a. beim Typ-2-Diabetes. Wenn keine Ulzeration besteht, dann ist körperliche Betätigung von mindestens 3 Std. / Woche anzuraten. Tägliches Spazierengehen, Schwimmen, Radfahren etc. wären noch besser. Gymnastik, Bewegungsübungen mit den Füßen und kreislauffördernde Übungen im Sitzen oder im Bett sind für alle Patienten geeignet, die nicht gehen dürfen oder können.

**Tab. 6.3 Verordnungskriterien zur Schuhversorgung bei Diabetikern. [24]**

| | Risikogruppe, Verordnungsklasse | Erläuterung | Regelversorgung |
|---|---|---|---|
| 0 | Diabetes mellitus ohne Polyneuropathie (PNP)/ periphere arterielle Verschlusskrankheit (pAVK) | Aufklärung und Beratung | Fußgerechte Konfektionsschuhe |

**Tab. 6.3** Verordnungskriterien zur Schuhversorgung bei Diabetikern. [24] *(Forts.)*

| | Risikogruppe, Verordnungsklasse | Erläuterung | Regelversorgung |
|---|---|---|---|
| I | Wie 0, mit Fußdeformität | Höheres Risiko bei späterem Auftreten einer PNP/pAVK | Orthopädieschuhtechnische Versorgung aufgrund orthopädischer Indikation |
| II | Diabetes mellitus mit Sensibilitätsverlust durch PNP/relevante pAVK | PNP mit Sensibilitätsverlust, pAVK | Diabetesschutzschuh mit herausnehmbarer konfektionierter Weichpolstersohle, ggf. mit orthopädischer Schuhzurichtung, Höherversorgung mit diabetesadaptierte Fußbettung/*DAF* oder orthopädischen Maßschuhen bei Fußproportionen, die nach einem konfektionierten Leisten nicht zu versorgen sind, Fußdeformität, die zu lokaler Druckerhöhung führt, fehlgeschlagener adäquater Vorversorgung, orthopädischen Indikationen |
| III | Z.n. plantarem Ulkus | Deutlich erhöhtes Ulkusrezidiv-Risiko gegenüber II | Diabetesschutzschuh in der Regel mit DAF, ggf. mit orthopädischer Schuhzurichtung, Höherversorgung mit orthopädischen Maßschuhen bei Fußproportionen, die nach einem konfektionierten Leisten nicht zu versorgen sind, fehlgeschlagener adäquater Vorversorgung, orthopädischen Indikationen |

6

**Tab. 6.3** Verordnungskriterien zur Schuhversorgung bei Diabetikern. [24] *(Forts.)*

| | Risikogruppe, Verordnungsklasse | Erläuterung | Regelversorgung |
|---|---|---|---|
| IV | Wie II mit Deformitäten bzw. Dysproportionen | Nicht nach konfektioniertem Leisten zu versorgen | Orthopädische Maßschuhe mit DAF |
| V | Diabetische Neuroosteoarthropathie (*DNOAP*, Sanders-Typ II–V, LEVIN-Stadium III) | Orthesen in der Regel bei DNOAP Sanders-Typ IV–V oder bei starker Lotabweichung | Knöchelübergreifende orthopädische Maßschuhe mit DAF, Innenschuhe, Orthesen |
| VI | Wie II mit Fußteilamputation | Mindestens transmetatarsale Amputation, auch als innere Amputation | Versorgung wie IV plus Prothesen |
| VII | Akute Läsion/floride DNOAP | Stets als temporäre Versorgung | Entlastungsschuhe, Verbandschuhe, Interimsschuhe, Orthesen, Vollkontakt-Gips (*TCC*), ggf. mit DAF |

## Ernährung

Ernährung ist besonders für Typ-2-Diabetiker ein wichtiges Thema, da sie häufig übergewichtig sind. Kommt noch eine notwendige Immobilisierung durch eine Ulzeration hinzu, dann wird es noch schwieriger, das Gewicht zumindest zu halten. Diese Patienten brauchen eine sorgfältige Beratung zur Ernährung und ggf. zur Gewichtsreduktion.

## 6.4.3  Fuß- und Nagelpflege

Schlecht eingestellte Diabetiker sind gefährdet für bakterielle und Hefepilzinfektionen, die sich u. a. durch eine trockene und juckende Haut zeigen. Durch das reduzierte Schmerzempfinden werden Verletzungen oft nicht gleich bemerkt, Wunden heilen aufgrund der verminderten Durchblutung meist schlecht. Durch die geringere Schweißsekretion (*autonome Neuropathie*) ist die Haut trocken und rissig.

——————————— In der Praxis ———————————

Die sorgfältige **Fuß- und Nagelpflege** ist von entscheidender Bedeutung für die Vermeidung von Fußkomplikationen, die im schlimmsten Fall mit einer Amputation enden können.

- Die Füße täglich mit körperwarmem Wasser (Thermometer benutzen) und einer Waschlotion bzw. Seife mit saurem pH-Wert waschen bzw. abduschen. Fußbäder vermeiden oder kurz halten, da sie die Haut aufweichen und entfetten.
- Füße sorgfältig abtrocknen, v. a. in den Zehenzwischenräumen.
- Bei trockener, rissiger Haut Füße (aber *nicht* Zehenzwischenräume) mit einer der Haut angepassten Pflegecreme eincremen (▶ 4.4).
- Täglich Füße, v. a. Zehen, Fußballen und Ferse, auf Druckstellen, Hornhaut, Blasen, Rhagaden und Verletzungen inspizieren. Zum Betrachten der Fußsohle Spiegel benutzen oder Angehörige um Hilfe bitten.
- Zehennägel gerade schneiden (besser noch: feilen) und mit einer kleinen Abrundung an den Ecken feilen. Keine scharfen Werkzeuge verwenden (Verletzungsgefahr!). Bei Hühneraugen, Hornhaut und eingewachsenen Nägeln muss ein medizinischer Fußpfleger (Podologe) die Fußpflege übernehmen.
- Auch kleinste Verletzungen an den Füßen desinfizieren und (ärztlich) beobachten (lassen), da Entzündungen und schlecht heilende Wunden drohen.
- Möglichst nicht barfuß gehen, um Verletzungen vorzubeugen.
- Strümpfe aus einem Material wählen, das ein trockenes Milieu begünstigt (z. B. Baumwolle oder Seide), sie sollten keine Nähte oder einschneidende Bündchen haben.
- Wegen der Sensibilitätsstörungen bei kalten Füßen keine Wärmflaschen und kein Heizkissen benutzen (Verbrennungsgefahr!). Besser ist z. B. das Tragen von warmen Socken.
- Weiche Lederschuhe tragen. Schuhe regelmäßig auf Falten in der Einlegesohle, kleine Steinchen oder erhabene Nähte kontrollieren, damit diese nicht unbemerkt zu Druckstellen und in der Folge zu ernsten Schäden am Fuß führen. Speziell angepasste Schuhe mit einer entsprechenden Druckentlastung sind v. a. bei Veränderungen des Fußskeletts und bei Druckstellen erforderlich (▶ Tab. 6.3).
- Schuhe prinzipiell am Nachmittag oder Abend kaufen, da dann die Füße maximal geschwollen sind und die Schuhe nicht zu klein gekauft werden. [24]

_____ **In der Praxis** _____

Bei Diabetikern mit einem erhöhten oder hohen Risiko für Fußkomplikationen sollte ein Arzt oder eine spezialisierte Pflegefachperson – mindestens einmal jährlich – folgende Kontrollen durchführen:
- Fußkontrolle
- Kontrolle des Gefäßstatus
- Kontrolle, ob der Betroffene täglich seine Füße selbst inspiziert
- Schulung zur Fußpflege, ggf. auch Schulung von Angehörigen. [24]

6

LESE- UND SURFTIPP

- Arbeitsgemeinschaft Diabetischer Fuß. www.ag-fuss-ddg.de
- Informationssystem zum Diabetes mellitus.
  www.diabetes-deutschland.de
- Nationale VersorgungsLeitlinie Typ-2-Diabetes–Präventions- und
  Behandlungsstrategien für Fußkomplikationen. Langfassung,
  Stand 2010. www.deutsche-diabetes-gesellschaft.de/fileadmin/
  Redakteur/Leitlinien/Evidenzbasierte_Leitlinien/NVL-DM2-Fuss-
  lang-ddg-2.8-100215.pdf
- Schulungs- und Beratungsprogramme einschließlich Schulungs-
  medien. www.deutsche-diabetes-gesellschaft.de/zertifizierung/
  schulungsprogramme.html

## 6.5 Begleitende Maßnahmen bei exulzerierenden Tumoren

**Exulzerierende Tumoren** (▶ 1.2.2) sind für alle Beteiligten eine extreme Belastung. Das Auftreten von Hautveränderungen macht das Fortschreiten der Erkrankung für den Patienten sichtbar. Er spürt die Erkrankung nicht mehr nur innerlich, er kann sie sehen und Veränderungen fast täglich beobachten. Es kommt zu einer allmählichen (Zer-)Störung seines Körperbildes und seiner Körperwahrnehmung.

Durch das äußerlich Sichtbare ist der Tumor immer präsent und macht es dem Betroffenen nahezu unmöglich, seine lebensbedrohliche Erkrankung zu verdrängen. Dieses emotionale Spannungsfeld ist sehr belastend und kann vielfältige Gefühle wie Ekel (vor sich selbst), Scham, Wut oder Abneigung seinem Körper gegenüber auslösen.

Treten zusätzlich großflächige Wunden auf, die bluten oder unangenehm riechen, wird die Symptomatik noch beängstigender und offensichtlicher, die Erkrankung ist immer schwieriger vor der Umwelt zu verbergen.

Der Patient muss sich dann nicht nur mit der Veränderung und Entstellung seines Aussehens, sondern auch mit oft ablehnenden Reaktionen seiner Mitmenschen auseinandersetzen. Er kann diese Reaktionen meist auf der kognitiven Ebene nachvollziehen, sie erzeugen emotional aber einen hohen Leidensdruck, der meist zu weitgehender Isolation von der Umwelt, zu einem Empfinden, nicht mehr zumutbar zu sein, und oft zum Wunsch nach aktiver Sterbehilfe führt. [9]

### 6.5.1 Ziele in Bezug auf exulzerierende Wunden

Nachfolgende **Ziele** hat die Gesellschaft für Palliativmedizin in der Pflegeleitlinie *Exulzerierende Wunden* formuliert. [9]

**Der Patient:**
- Erhält bestmögliche fachgerechte medizinische und pflegerische Hilfe zur Linderung der Symptome, die durch den exulzerierenden Tumor auftreten

- Fühlt sich mit seinen Ängsten in Bezug auf seine Erkrankung nicht allein
- Erhält die Möglichkeit, seine Gefühle von z. B. Verzweiflung, nicht mehr leben können / wollen oder Wut auszudrücken und fühlt sich wahr- und ernstgenommen
- Erhält die Möglichkeit, sich mit seinem veränderten Körperbild auseinanderzusetzen und Sprachlosigkeiten zu überwinden.

**Die Angehörigen:**
- Fühlen sich mit ihren eigenen Ekelgefühlen, Ängsten und Hilflosigkeit verstanden und haben Gelegenheit, diese zu äußern
- Lernen Verhaltensweisen kennen, wie sie den Anblick und / oder Geruch des exulzerierenden Tumors besser ertragen, und können dadurch ihre Berührungsängste verringern / überwinden
- Lernen zu verstehen, wie groß die Belastung dieses Symptoms für den Patienten ist
- Lernen Möglichkeiten und Grenzen der palliativpflegerischen Maßnahmen kennen.

**Die Pflegenden:**
- Wissen, dass sich die Zielsetzung in der Versorgung eines exulzierierenden Tumors von der Zielsetzung anderer Wundbehandlungen unterscheiden kann
- Sind in der Lage, entsprechend dem Ausmaß der exulzerierenden Wunde Pflegemaßnahmen auszuwählen, die dem Patienten ein Höchstmaß an Wohlbefinden, Lebensqualität und Selbstständigkeit gewährleisten
- Nutzen die Möglichkeit, Stomatherapeuten oder Wundmanager in die Behandlung zu integrieren
- Versuchen durch ausgewählte Maßnahmen zusätzliche Beschwerden sowie Infektionen und Blutungen zu vermeiden und führen eine Geruchsbekämpfung durch
- Reflektieren die Bedeutung eines (ex)ulzerierenden Tumors für den Patienten / die Angehörigen im alltäglichen Leben
- Nehmen den Patienten auch angesichts seines entstellten Körperbildes als ganzen Menschen wahr und schenken ihm Zuwendung
- Erkennen die Belastung durch die Behandlung der exulzerierenden Wunde und können ihre eigenen Grenzen akzeptieren
- Reflektieren und akzeptieren ihre eigenen Gefühle, und kommunizieren diese im Team.

## 6.5.2 Psychische Begleitung

Neben den Maßnahmen der Wundversorgung (▶ 5.5) spielt die psychische und kommunikative Begleitung von Patient und Angehörigen eine große Rolle. Pflegende zeigen Gesprächsbereitschaft, auch für Gespräche über Ängste und Tod. Sie bieten Kontakt zum Psychoonkologen, Seelsorger, Palliativmediziner oder Hospizdienst an. Sie respektieren aber auch, wenn der Patient sich Gesprächen verweigert.

Pflegende in der Onkologie und Palliativmedizin müssen für diese schwierigen Pflegesituationen ausgebildet und geschult sind. Sie brauchen ein Team, in dem eigene Ängste, Ekelgefühle u. Ä. offen thematisiert werden können. Sie brauchen ebenfalls die Möglichkeit der psychischen Begleitung, regelmäßige kollegiale Beratungen, Teambesprechungen, Supervisionen oder Einzelcoaching.

## 6.6 Begleitende Maßnahmen bei Schmerzen

„Schmerzen wirken sich ungünstig auf die Wundheilung aus und beeinflussen die Lebensqualität. Schmerzen bei der Wundversorgung lassen sich durch eine Kombination aus eingehender Untersuchung, angemessener Verbandauswahl, qualifizierter Wundbehandlung und individuell eingestellten schmerzlindernden Behandlungsmethoden bewältigen. Es ist sowohl aus therapeutischen als auch aus humanitären Gründen von höchster Bedeutung, dass Ärzte und Pflegepersonal wissen, wie Schmerzen beurteilt, eingeschätzt und behandelt werden können." [26]

**Schmerzen** werden von vielen Patienten an erster Stelle der wundbedingten Einschränkungen genannt. Sie entstehen durch die Wunde an sich, aber auch durch die Wundversorgung, Bewegungsförderung und durch Wechseldruckmatratzen.

Es gibt keinen typischen, von allen Patienten gleichermaßen wahrgenommenen Wundschmerz. Dieser wird unterschiedlich stark, von unterschiedlicher Qualität und zu unterschiedlichen Zeiten wahrgenommen.

──────────── **In der Praxis** ────────────

- Wundbehandler müssen davon ausgehen, dass alle Wunden schmerzhaft sind.
- Mit der Zeit können Wunden und Wundbehandlungen schmerzhafter werden.
- Auch die wundumgebende Haut kann empfindlich und schmerzsensibel werden.

### 6.6.1 Ursachen für Wundschmerzen

Schmerzen bei Wundpatienten können unterschiedliche Ursachen haben (▶ Abb. 6.4). [26] Die Ursache zu kennen, hilft bei der Planung der Schmerzbehandlung.

### 6.6.2 Arten von Wundschmerzen

Es gibt **zwei Arten von Wundschmerz:** nozizeptiver Schmerz und neuropathischer Schmerz.

- **Nozizeptive Schmerzen** sind die physiologische Reaktion auf einen schmerzhaften Reiz auf Haut, Muskeln, Sehnen oder Bändern

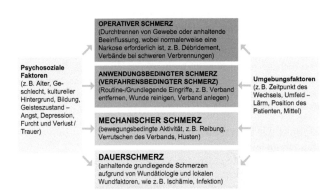

Abb. 6.4 **Wundschmerz.** Mögliche Ursachen und beeinflussende Faktoren.
[V492]

*(somatischer Schmerz)* oder in inneren Organen *(viszeraler Schmerz).* Akute nozizeptive Schmerzen treten infolge von Gewebeschäden und Verletzungen, akuten oder chronischen Entzündungen auf und sind in der Regel von begrenzter Dauer. Bei langsam heilenden Wunden kann die anhaltende entzündliche Reaktion und Gewebeverletzung zu einer verstärkten Empfindlichkeit der Wunde und der umliegenden Haut *(Hyperalgesie, gesteigertes Schmerzempfinden)* führen.

- **Neuropathische Schmerzen** lassen sich als eine Reaktion definieren, die entweder durch eine primäre Läsion (Funktionsstörung) oder eine Dysfunktion des Nervensystems ausgelöst wird. Nervenschäden bzw. -verletzungen sind die häufigsten Ursachen der primären Läsion, die auf ein Trauma, eine Infektion, eine Stoffwechselstörung oder auf Krebs zurückgeführt werden können. Neuropathische Schmerzen sind ein wesentlicher Faktor bei der Entstehung chronischer Schmerzen. Sie sind oft mit veränderten oder unangenehmen Empfindungen bzw. Missempfindungen verbunden. Jede Sinnesreizung wie eine leichte Berührung, Druckausübung oder Temperaturänderung kann starke Schmerzen auslösen. [26]

_____ **In der Praxis** _____

In der Praxis Patienten mit gesteigerter Empfindlichkeit, die bei der geringsten Berührung Schmerzen verspüren, werden die zusätzlichen Schmerzen bei der Wundversorgung wahrscheinlich als unerträglich empfinden. [26]

## 6.6.3 Schmerzerfassung und Beurteilung von Schmerzen

Wundpatienten geben nicht immer von sich aus Schmerzen an. Deshalb ist es wichtig, regelmäßig nach diesen zu fragen. Bei bestehenden Schmerzen müssen diese mit geeigneten Instrumenten nachvollziehbar erfasst und dokumentiert werden. Dabei gilt: „Schmerz ist das, was der Patient sagt" – aber manches Mal sagt der Patient eben auch nichts.

### Zeitpunkt der Beurteilung von Schmerzen
#### Anfangsbeurteilung
Die **Anfangsbeurteilung** sollte durch einen erfahrenen Arzt oder eine erfahrene Pflegefachperson erfolgen. Sie umfasst eine vollständige Schmerzanamnese, um sich ein Bild über die Dauerschmerzen, mechanischen Schmerzen, anwendungsbedingten Schmerzen und operativen Schmerzen machen zu können. Diese Beurteilung lässt Erkenntnisse über die Wunde und die Schmerzerfahrung des Patienten zu und bindet sie in ein auf den Patienten ausgerichtetes Umfeld ein. Zudem sollte versucht werden, Faktoren wie Gefühle, Empfindungen, Erwartungen sowie die Bedeutung und Auswirkung von Schmerz auf das alltägliche Familienleben in die Beurteilung miteinzubeziehen. [26]

#### Laufende Beurteilung
Die **laufende Beurteilung** erfolgt jedes Mal, wenn ein Verbandswechsel durchgeführt wird. Dabei werden der Schmerz der Wunde und des umliegenden Gewebes sowie alle neuen regionalen Schmerzen in ihrer Stärke beurteilt, *bevor* der Verbandswechsel durchgeführt wird.
Außerdem wird die Stärke der Schmerzen *während* und *nach* dem Verbandswechsel beurteilt. Die Dokumentation macht es möglich, festzustellen, ob der Schmerz mit der Zeit zu- oder abnimmt. Auch die mit stärkeren oder geringeren Schmerzen verbundenen Ereignisse sollen dokumentiert werden. Es ist sicherzustellen, dass jede Schmerzbeurteilung individuell auf den Patienten ausgerichtet ist und nicht zum zusätzlichen Stressfaktor für ihn wird. [26]

#### Rückblickende Beurteilung
Die **rückblickende Beurteilung** wird durch einen erfahrenen Wundexperten im Rahmen einer Fallbesprechung oder Wundvisite durchgeführt, um die Behandlungsstrategien und den Erfolg der Schmerztherapie beurteilen zu können. Dabei sollten die schmerzauslösenden und schmerzvermindernden Faktoren ermittelt und dokumentiert werden. Eine solche Beurteilung kann außerdem bisher unbekannte Faktoren aufzeigen, wie etwa ein unterschiedliches Schmerzniveau nach Behandlung durch unterschiedliches Pflegepersonal. [26]

### Kriterien zur Beurteilung von Schmerzen

Zur **Beurteilung des Schmerzes** müssen folgende Parameter erhoben werden:

- Schmerzstärke, mit einem geeigneten Messinstrument gemessen, z. B. der numerischen Rangskala
- Schmerzqualität, z. B. pochend, einschießend, stechend, brennend
- Lokalisation der Schmerzen, ggf. eingezeichnet in einer Körperskizze
- Häufigkeit und Dauer
- Situationen, die mit Schmerzen einhergehen, z. B. bei Bewegung, Verbandswechsel
- Erfahrungen mit Maßnahmen zur Verbesserung des Schmerzes, medikamentös und nicht medikamentös
- Folgen von Schmerzen, z. B. Schlafstörungen, Rückzug aus dem sozialen Umfeld.

## 6.6.4 Behandlung von Wundschmerzen

_____ **In der Praxis** _____

Aufgrund der Vielzahl verschiedener Wunden und der zugrunde liegenden Erkrankungen lässt sich nicht immer eine Schmerzfreiheit erreichen. Das muss immer die Zielsetzung sein: „Jeder Patient / Bewohner mit chronischen Schmerzen erhält ein individuelles Schmerzmanagement, das zu Schmerzlinderung, zu Erhalt oder Erreichung einer bestmöglichen Lebensqualität und Funktionsfähigkeit sowie zu einer stabilen und akzeptablen Schmerzsituation beiträgt und schmerzbedingten Krisen vorbeugt." [27]

Für jeden Wundpatienten soll ein individueller Behandlungsplan vorliegen. Wunden unterscheiden sich in ihrer Entstehung und ihren Heilungsaussichten, was potenzielle Auswirkungen auf die Wahrscheinlichkeit einer Schmerzerfahrung und die Intensität der Schmerzen hat. Daraus ergeben sich verschiedene Behandlungsoptionen und -strategien bei der Wundversorgung. Das Ziel besteht darin, alle Schmerzursachen bestmöglich auszuschalten.

### Dauerschmerz und mechanischer Schmerz

- **Die zugrunde liegende Ursache behandeln.** Wenn möglich, die Dauerschmerzen zugrunde liegenden Wundursachen oder die damit verbundenen pathologischen Gegebenheiten behandeln. Hierdurch kann die Heilung gefördert und eine Verringerung der Dauerschmerzen erreicht werden (▶ 6.1, ▶ 6.2, ▶ 6.3, ▶ 6.4, ▶ 6.5).
- **Lokale wundschmerzverursachende Faktoren bestmöglich ausschalten.** Wundschmerzen sind z. B. durch Infektion, übermäßige Trockenheit oder übermäßige Exsudatproduktion, Hautrötung, dermatologische

Probleme und Mazeration der wundumgebenden Haut bedingt. Je nach Ursache entsprechende Behandlungsstrategien anwenden (▶ Kap. 4).

- **Analgetika.** Die Weltgesundheitsorganisation *(WHO)* hat ein dreistufiges System zur Behandlung von Krebsschmerz entwickelt. Dieses eignet sich auch zur Behandlung von Wundschmerzen. Zuerst werden Nichtopioide verabreicht. Sind die Schmerzen dadurch nicht zu kontrollieren, sollten schwache Opiate wie Tramadol hinzugenommen oder ausschließlich angewendet werden. Die dritte Stufe besteht dann aus starken Opioiden, z. B. Morphin. **Co-analgetische Medikamente** wie Antidepressiva und Antikonvulsiva können als zusätzliche Therapie bei neuropathischen Schmerzen eingesetzt werden.

LESE- UND SURFTIPP

System zur Behandlung von Krebsschmerz der WHO.
www.who.int/cancer/palliative/painladder/en

## Vermeidung von Schmerzen bei der Wundbehandlung

**Anwendungsbedingte Schmerzen** entstehen im Rahmen des Verbandswechsels und notwendiger Wundbehandlungsmaßnahmen, z. B. bei einem Débridement (▶ 4.3). Die meisten Analgetika können vor einem schmerzhaften Ereignis, z. B. einem Verbandswechsel, vorbeugend verabreicht werden. Wenn die Schmerzen nach der Maßnahme anhalten und schlecht zu kontrollieren sind, ist eine medikamentöse Dauertherapie zumindest vorübergehend zu erwägen.

Die **Maßnahmen zum Vermeiden von Schmerzen bei der Wundbehandlung** sind vielfältig und oft einfach. Von entscheidender Bedeutung ist, den Verbandswechsel gut vorzubereiten und zu planen:

- Rechtzeitige vorbeugende Schmerztherapie, systemisch oder lokal
- Ggf. Bezugspersonen in den Verbandswechsel mit einbeziehen, z. B. bei Kindern oder Demenzkranken
- Angemessene und stressfreie Umgebung schaffen, genügend Zeit einplanen, Ruhe ausstrahlen
- Fenster schließen, Materialien sorgfältig und umfassend vorbereiten
- Patienten in einfachen Worten erklären, was getan wird und welche Methoden angewendet werden
- Ggf. zweite Pflegefachperson hinzuziehen, um den Verbandswechsel zügig und hygienisch einwandfrei durchführen zu können
- Bequeme Positionierung des Patienten während des Verbandswechsels ermöglichen. Je nach Wunsch des Patienten Blick auf die Wunde ermöglichen oder verhindern
- Wunde nicht länger offen liegen lassen, Auskühlung verursacht Schmerzen und hemmt die Wundheilung über längere Zeit
- Kleberand bzw. Pflaster vorsichtig entfernen, Gegenzug an der Haut ausüben. Anhaftende Wundauflage anfeuchten und nach und nach entfernen

- Jede unnötige Reizung der Wunde vermeiden, mechanische Reinigung vorsichtig durchführen und unnötige Manipulationen vermeiden; sich bewusst sein, dass auch leichte Berührungen Schmerzen auslösen können
- Wundspülung mit körperwarmer Spüllösung
- Patienten während des gesamten Zeitraums beteiligen, ihn häufig ansprechen, das Vorgehen erklären, aktuelle Wundsituation beschreiben, Schmerzsituation erfragen, ggf. Pause machen, Patient zum ruhigen Atmen auffordern, ihn mit Gesprächen ablenken usw.
- Wundbehandlung nach vorgefundener Situation (▶ 5.2, ▶ 5.3, ▶ 5.4, ▶ 5.5).
- Wundauflagen auswählen, die nicht anhaften können
- Bei Hautreizungen in der Wundumgebung Verzicht auf klebende Wundauflagen, alternative Fixierung z. B. mit besonders hautfreundlichen Pflastern, Schlauchmull, Mullbinden.
- Wundauflagen spannungsfrei aufbringen.

## Weitere Möglichkeiten der Schmerzbehandlung

Weitere **Möglichkeiten der Schmerzbehandlung** müssen individuell ausgewählt und bewertet werden.

- **Kälteanwendung** durch Gelpacks, kalte Auflagen und Wickel, Eisanwendung. Kälte leitet Wärme ab und senkt die Durchblutung. Sie verhindert den Austritt von Plasma ins Gewebe und wirkt abschwellend. Sie hemmt außerdem das Bakterienwachstum, hemmt einen Entzündungsprozess und setzt das Schmerzempfinden herab. Kälteanwendung kommt bei akuten Verletzungen, Traumata und Entzündungen in Frage.
- **Positionierungen,** z. B. keine Positionierung auf einem bestehenden Dekubitus (▶ 6.1), Beinhochlagerung bei venösen Ulzerationen, um den venösen Rückfluss zu verbessern (▶ 6.2), und Beintieflagerung bei arteriellen Ulzerationen, um die arterielle Durchblutung (▶ 6.3) zu verbessern.
- **Vibration und Stimulation** durch elektrische Vibrationsgeräte und transkutane elektrische Nervenstimulation *(TENS)*. Die Sensibilität für den Schmerz wird herabgesetzt und eine anästhesierende Wirkung kann beobachtet werden.
- **Entspannungstechniken,** z. B. tiefes Ein- und Ausatmen, Meditation, Progressive Muskelentspannung. Dadurch kann Stress durch Schmerzen reduziert werden, die Vitalzeichen normalisieren sich, die Muskulatur entspannt und die Schlafqualität verbessert sich. Anspannung und Angst, die Schmerzen mit begünstigen, können verbessert werden.
- **Ablenkung,** z. B. Musik hören, humorvolle Videos schauen, Fernsehen oder Imaginationsübungen. Sie kann die Schmerzwahrnehmung verändern, die Schmerztoleranz erhöhen und zu einer höheren Selbstkontrolle über den Schmerz und zur Stimmungsaufhellung führen. [27]

Diese und weitere Maßnahmen sind in den nachfolgenden Literaturempfehlungen ausführlich beschrieben.

**LESE- UND SURFTIPP**

- World Union of Wound Healing Societies. Reduzierung von Schmerzen bei der Wundversorgung – Ein Konsensusdokument. Stand 2004. Aus: www.woundsinternational.com/pdf/content_9793.pdf
- Hein B. Pflegewissen Schmerz. München: Elsevier Urban & Fischer, 2013.
- Deutsches Netzwerk für Qualitätsentwicklung in der Pflege (Hrsg.). Expertenstandard „Schmerzmanagement in der Pflege bei akuten Schmerzen". Stand 12/2011. www.dnqp.de
- Deutsches Netzwerk für Qualitätsentwicklung in der Pflege (Hrsg.). Expertenstandard „Schmerzmanagement in der Pflege bei chronischen Schmerzen". Stand 5/2015. www.dnqp.de

# 7 Wundheilung und Ernährung

## 7.1 Mangelernährung und ihre Folgen

―――――――――――― Definition ――――――――――――

**Mangelernährung** (*Malnutrition*): Anhaltendes Defizit an Energie bzw. Nährstoffen im Sinne einer negativen Bilanz zwischen Aufnahme und Bedarf mit Konsequenzen und Einbußen für Ernährungszustand, physiologische Funktionen und Gesundheitszustand.

Mangelernährung ist ein schleichender Prozess mit Symptomen, die häufig als „Altersschwäche" abgetan werden. Diese Sichtweise verhindert nicht selten die Früherkennung einer Fehl- und Unterernährung. Die Beobachtung von mangelernährten Menschen zeigt, dass es ein eindeutiges und frühes Alarmsignal gibt, das auf den Beginn einer katabolen Stoffwechsellage (Abbau von Körpersubstanz aufgrund fehlender Nährstoffzufuhr) hindeutet: **Appetitverlust mit einer neu aufgetretenen Abneigung gegen Fleisch.** Wenige Wochen später kommen dann Symptome wie andauernde Müdigkeit – auch nach Schlaf und Erholung – Apathie und Schwäche der Beinmuskulatur hinzu, bevor sich eine merkliche Gewichtsabnahme feststellen lässt.

―――――――――――― In der Praxis ――――――――――――

Ohne Appetit kann der Mensch nicht essen!

Wer ältere Menschen betreut, kennt deren Appetitmangel nur allzu gut. Oft wird die Qualität der angebotenen Nahrung dafür verantwortlich gemacht. Die Aufforderung „Sie müssen essen, sonst heilt die Wunde nicht!" ist gut gemeint, doch wer keinen Appetit hat, kann nicht essen.

Akute und chronische Erkrankungen, Infektionen, Einsamkeit und Depression, Arthrose und verschiedene Medikamente führen im Alter – stärker als bei jüngeren Menschen – dazu, dass appetithemmende, katabolisierende Stoffe (sog. *Zytokine*) gebildet werden. Diese führen zur Appetitverminderung bis hin zur totalen Appetitlosigkeit und Abneigung gegen Fleisch. Der Betroffene isst immer weniger.

Unterschreitet die tägliche Kalorienaufnahme die kritische Grenze von 1.000 Kilokalorien, werden dem Organismus nicht mehr genügend Nähr-

und Mineralstoffe, Vitamine, Spurenelemente und Wasser zugeführt, selbst wenn die Kost optimal ausgewogen ist. Der Körper geht an seine Nährstoffdepots, die sich hauptsächlich in Muskeln, Leber und Knochen befinden. In diesem Stadium wird täglich etwa 1 % der Muskulatur (ca. 100 g) abgebaut. Der Mensch wird zunehmend schwächer.

## 7.2 Einfluss der Ernährung auf die Wundheilung

Der **Einfluss der Ernährung auf die Wundheilung** ist im Detail nicht abschließend wissenschaftlich geklärt. Viel deutet jedoch darauf hin, dass eine gute normale Wundheilung nur bei guter Ernährung erfolgen kann. Mangelernährung hat für die Wunde entscheidende Konsequenzen:
- Verlangsamte oder stagnierende Wundheilung
- Infektionsanfälligkeit und Wundinfektionen, die wiederum die Wundheilung behindern.

Für den Patienten reduziert sich die Lebensqualität, für das Gesundheitswesen steigen die Kosten.

─────────── **In der Praxis** ───────────

Menschen mit Wundheilungsstörung können oft eine Fehl- oder Mangelernährung haben. In den verschiedenen Wundheilungsphasen sind verschiedene Nähstoffe erforderlich:
- Exsudationsphase (▶ 2.1.1): Proteine (Antikörper), Selen, Vitamin C, E und Omega 3-Fettsäuren zur Immunabwehr
- Granulationsphase (▶ 2.1.2): Proteine für die Bildung von Granulationsgewebe, Vitamine A, B1 und C, Zink, Eisen, Kupfer für die Kollagensynthese
- Epithelisierungsphase (▶ 2.1.3): Vitamin A zur Bildung von Zellmembranen, Zink, Proteine, Vitamin C zur Narbenmodellierung.

### Nährstoffe und ihre Bedeutung für die Wundheilung

Für die Wundheilung spielen besonders Eiweiße *(Proteine)* als „Bausubstanz", Kohlenhydrate als Energielieferanten, Mineralstoffe und Spurenelemente sowie Flüssigkeit eine entscheidende Rolle.
- Ohne ausreichende Zufuhr von **Eiweiß** stehen dem Körper keine Aminosäuren zur Verfügung, die er aber für die Bildung von Gerinnungsfaktoren, Kollagen, Bindegewebe, Muskulatur, für die Wundheilung insgesamt benötigt. Aminosäuren werden auch für die Bildung vieler Enzyme, Immunglobuline und Antikörper benötigt. Fehlt dem Körper Eiweiß, verlangsamt sich die Wundheilung oder kommt gar zum Stehen. Die Immunabwehr vermindert sich, es drohen zusätzliche Infektionen, die sich wiederum negativ auf den Appetit auswirken.

Da der Körper über keine Eiweißreserven verfügt, kommt es bei einer Unterversorgung schnell zum Abbau von körpereigenem Eiweiß.

- Die Wundheilung ist ein ausgesprochen energieintensiver Prozess, der auch **Kohlenhydrate** in Form von Glukose (ver-)braucht. Der tägliche Kalorienbedarf eines Gesunden liegt bei 30 Kilokalorien pro Kilogramm Körpergewicht und Tag, bei bestehenden Wunden (z. B. Dekubitus, venöses Ulkus, diabetische Fußläsion) steigt er auf 50 Kilokalorien pro Kilogramm Körpergewicht und Tag. Das bedeutet, ein 70 Kilogramm schwerer Mensch müsste dann ca. 3.500 Kilokalorien am Tag zu sich nehmen, um seinen Energiebedarf zu decken.
Bei zu geringer Kohlenhydrataufnahme, werden Eiweiße über den Prozess der Glukoseneubildung zur Energiegewinnung herangezogen.
- **Fette** dienen ebenfalls der Energiebereitstellung. Fettsäuren werden außerdem bei der Wundheilung zur Stabilisierung der Zellwände benötigt sowie zur Neubildung von Zellen und Immunzellen.
- **Vitamine** sind Kofaktoren vieler Enzyme, die an der Wundheilung beteiligt sind. Die Bedeutung der Vitamine für die Wundheilung:
  - Vitamin A: Entwicklung von Zellen, bes. Hautzellen und Immunzellen
  - Vitamin C: Bildung und Stabilität von Kollagen, Bildung von Immunzellen und notwendig für die Eisenresorption
  - B-Vitamine: Kofaktoren von Enzymen, die am Eiweiß-, Kohlenhydrat- und Fettstoffwechsel beteiligt sind
  - Vitamin K: notwendig für die Bildung von Gerinnungsfaktoren.
  Bereits der Mangel eines einzigen Vitamins kann die Wundheilung verlangsamen.
- Bei Malnutrition besteht auch ein Mangel an **Spurenelementen,** schnell fehlen v. a. fehlen Zink, Selen, Eisen und Kupfer. Sie werden bei allen Wundheilungsvorgängen benötigt, z. B. bei der Proteinsynthese und der Bildung von Granulations- und Epithelzellen, aber auch für die Immunabwehr.
- Patienten mit Wunden verlieren häufig Flüssigkeit über das Wundexsudat. Dieser Verlust muss bei der Flüssigkeitszufuhr mit ersetzt werden. [16]

_____ In der Praxis _____

Jede Wunde, Wundheilung geht mit einem erhöhten Eiweißbedarf einher. Dieser ist bei großen und tiefen Wunden bis auf das 2-Fache erhöht.
Bei jeder Wunde muss also die Eiweißaufnahme ganz bewusst erhöht werden.

## 7.3 Prophylaxe von Mangelernährung – Ernährungstherapie

Für die Wundheilung werden alle Nährstoffe in richtiger Menge benötigt. So ist beispielsweise eine einseitige und hohe Vitamin- oder Zinksubstitution nicht zu empfehlen. Sie stört vielmehr das Stoffwechselgleichgewicht und belastet Leber und Nieren unnötig.

Das Ziel muss also sein, *alle* Nährstoffdefizite zu diagnostizieren und durch eine entsprechende Substitution zu beheben.

Der Verdacht der Mangelernährung wird durch Beobachtung und Essverhalten des Betroffenen gestellt. Daraufhin ist der behandelnde Arzt zu verständigen. Für die Diagnose der Mangelernährung ist ein sog. Nutrogramm notwendig, das die verschiedensten Ernährungsparameter im Blut darstellt. Bestimmt werden u. a. Gesamteiweiß, Albumin, Cholesterin, Eisen, Zink, Kalzium, Magnesium, Vitamin $B_{12}$, $B_1$, $B_6$, Folsäure, Hämoglobin, Lymphozytenzahl, Leber- und Nierenwerte.

### Pflegerische Maßnahmen

Pflegefachpersonen kommen in diesem Zusammenhang vielfältige Aufgaben zu:

- Sie achten auf klinische Symptome einer Mangelernährung, z. B. schuppige Haut und stumpfe Haare, blasse Hautfarbe, Ödeme, Hämatome, Hautläsionen, Risse oder wunde Stellen im Mund, trockene Schleimhäute, konzentrierter Urin.
- Sie fragen bei ihrer täglichen Pflegearbeit gezielt nach dem Appetitverhalten der Patienten und achten auf die Nahrungsmenge, die diese täglich zu sich nehmen. Sie legen einen einfachen Protokollbogen an, auf dem sie täglich jeweils den Appetit und die aufgenommene Nahrungsmenge dokumentieren. Sie fragen gezielt:
  - „Wie ist Ihr Appetit?"
  - „Seit wann essen Sie schlechter?"
  - „Seit wann mögen Sie kein Fleisch mehr essen?"
  - „Wie ist Ihr Durst?"
  - „Wie viel trinken Sie am Tag?"
- Sie benutzen nach Möglichkeit ein spezielles Screening- und / oder Assessment-Instrument, z. B. das PEMU. Der Expertenstandard *Ernährungsmanagement zur Sicherstellung und Förderung der oralen Ernährung in der Pflege* empfiehlt hierzu verschiedene Instrumente.
- Sie bestimmen regelmäßig (mind. 1 × im Monat) das Körpergewicht und den Gewichtsverlauf der Patienten. Eine ungewollte Gewichtsabnahme bei älteren Menschen muss als hoher Risikofaktor für eine Mangelernährung gewertet werden. Dabei sind Ausmaß und Geschwindigkeit der Gewichtsabnahme von Bedeutung. Nachfolgende Tabelle (▶ Tab. 7.1) gibt Anhaltswerte für solch einen **bedeutenden**

**Tab. 7.1 Bedeutende Gewichtsverluste in Prozent des Körpergewichts.**

| Prozentsatz | Zeitraum |
|---|---|
| 1–2 % | In einer Woche |
| 5 % | In 1 Monat |
| 7,5 % | In 3 Monaten |
| 10 % | In 6 Monaten |

**Gewichtsverlust.** [31] Bei der Beurteilung müssen aber ggf. Ödeme, Aszites, Ergüsse oder Exsikkose berücksichtigt werden.

- Sie bestimmen regelmäßig den Body-Mass-Index *(BMI)*. Er setzt Körpergewicht und Körpergröße in Beziehung:
  Körpergewicht in kg : Körpergröße in m$^2$
  Beispiel: 70 kg : (1,67 m × 1,67 m) = 25,1
- Auch beim BMI ist ein einzelner Wert wenig aussagekräftig, vielmehr wird auch hier der Verlauf beurteilt.
- Sie informieren den behandelnden Arzt, wenn sie feststellen, dass der Patient unzureichend isst und sie vermuten, dass eine Mangelernährung droht oder schon besteht.
- Sie identifizieren und behandeln gemeinsam mit dem Arzt Krankheiten und Situationen, die Appetitlosigkeit verursachen. Die Behandlung eines Magenulkus, das Absetzen eines Antirheumatikums, die Therapie einer Depression, die Verbesserung des sozialen Umfeldes, die Behandlung einer Infektion usw. führen fast immer zu einer Verbesserung des Appetits.
- Sie bitten den Arzt um eine Blutentnahme zur Feststellung der wichtigsten Ernährungsparameter.
- Sie erhöhen die tägliche Eiweißzufuhr, indem sie Fleisch, Fisch Käse, Milch und Milchprodukte (fettarme Produkte haben einen höheren Eiweißgehalt), Eier, Sojaprodukte, Hülsenfrüchte, Getreide, Kartoffeln und Nüsse anbieten. Auch Eiweißpulver (Drogerie, Sportlerbedarf) ist eine Möglichkeit, wenn es alle Aminosäuren enthält.
- Sie erhöhen die Energiezufuhr, indem sie energiereiche Mahlzeiten und Zwischenmahlzeiten anbieten. Sie werten die Fettzufuhr durch die Gabe von hochwertigem Pflanzenöl auf. Dieses enthält mehrfach ungesättigte Fettsäuren, die der Körper nicht selbst herstellen kann. Nüsse als Zwischenmahlzeit sind ebenfalls gut geeignet.
- Sie bieten dem Betroffenen Wunschkost an.
- Sie schließen gemeinsam mit dem Arzt Kau- und Schluckprobleme aus.
- Sie bieten eine vollbilanzierte und hochkalorische Ergänzungsnahrung *(orales Supplement, „Trinknahrung")* aus der Apotheke an, die es in verschiedenen Geschmacksrichtungen gibt. Sie sind bei fehlender oder eingeschränkter Fähigkeit einer ausreichenden oralen Ernährung verordnungsfähig. Praktischer Einsatz:

- Trinknahrung portionsweise anbieten
- Trinktemperatur auf Wunsch warm (nur bis 60 °C erhitzen) oder gekühlt
- Nicht vor den regulären Mahlzeiten anbieten
- Bei Bedarf mit Milch oder Buttermilch verdünnen
- Verschiedene Geschmacksrichtungen ausprobieren
- Hersteller bieten auf ihren Webseiten Rezepte zur Verarbeitung der Trinknahrungen an

- Sie beachten eine höhere Flüssigkeitszufuhr bei viel Wundexsudat.
- Sie organisieren eine Ernährungsberatung, mit deren Hilfe eine auf die Bedürfnisse und Wünsche des Patienten ausgerichtete Ernährung zusammengestellt werden kann.
- Sie geben dem Betroffenen ein niedrig dosiertes Multivitaminpräparat (z. B. Multibionta®) über einen bestimmten Zeitraum, z. B. während der Wundheilung. Eine hoch dosierte Vitaminzufuhr ist nicht mehr Standard: Vitamine werden heute in Dosen verabreicht, die höchstens das Zweifache der RDA *(Recommended Daily Allowence: täglich benötigte Menge)* betragen. Die einseitige Zufuhr einzelner Vitamine, z. B. Vitamin C oder E, ist ebenfalls nicht sinnvoll, denn sie belastet den Körper und bringt das Gleichgewicht der Vitamine durcheinander. Nur wenn bei einer Blutuntersuchung ein selektiver Mangel, z. B. ein Vitamin-$B_{12}$-Mangel, nachgewiesen wurde, ist eine gezielte Substitution dieses Vitamins sinnvoll. Dies gilt auch für Spurenelemente.
- Sie entscheiden gemeinsam mit dem Arzt und dem Betroffenen, ob eine (vorübergehende) Ernährung mittels Sonde oder PEG sinnvoll oder notwendig ist.

**7**

LESE- UND SURFTIPP

- Deutsches Netzwerk für Qualitätsentwicklung in der Pflege (Hrsg.). Expertenstandard Ernährungsmanagement zur Sicherstellung und Förderung der oralen Ernährung in der Pflege. 1. A. 2017. www.dnqp.de
- Medizinischer Dienst der Spitzenverbände der Krankenkassen *(MDS)*. Grundsatzstellungnahme Ernährung und Flüssigkeitsversorgung älterer Menschen. Stand 5/2014. Aus: www.mds-ev.de/fileadmin/dokumente/Publikationen/SPV/Grundsatzstellung-nahmen/MDS_Grundsatzstellungnahme_EssenTrinken_im_Alter_Mai_2014.pdf

# 8 Rechtliche Situation bei der Wundbehandlung (Berufsrecht, Sozialrecht, Arbeitsrecht, Haftungsrecht, Hygiene, Medizinprodukterecht)

Für die Behandlung von Wunden, v.a. von chronischen Wunden, ist Wissen notwendig – Wissen über die Physiologie der Wundheilung, Störfaktoren, unterstützende Maßnahmen und über die verschiedenen Wundauflagen und ihre Einsatzmöglichkeiten.

Aber auch haftungsrechtliche Aspekte gewinnen für die Pflegenden immer mehr an Bedeutung, je mehr Fachwissen sie auf dem Gebiet der Wundbehandlung erwerben. Viele Pflegenden, die regelmäßig chronische Wunden behandeln, bilden sich zu Wundexperten weiter. Da ist es nicht verwunderlich, wenn sie auf diesem Gebiet auch eigenverantwortlich arbeiten wollen, in erster Linie, weil der Wissenstand der Pflege inzwischen oft höher zu sein scheint als jener der Mediziner.

## 8.1 Rechtliche Grundlagen – Allgemein

Trotz einer hohen Expertise der Pflegenden im Bereich „Wundmanagement" gelten im deutschen Gesundheitswesen dennoch (momentan) folgende Grundsätze (▶ Tab. 8.1):

- Die Wundbehandlung gehört zur medizinischen Behandlung, d.h. Diagnostik und Therapieentscheidung liegen in der sog. **Anordnungsverantwortung des Arztes.**
- Die Durchführung der Wundbehandlung kann auf Pflegefachpersonen delegiert werden und zählt sowohl in der Rechtsprechung als auch für die Kostenträger zur **Behandlungspflege.** Jede Berufsgruppe haftet dabei für ihren eigenen Verantwortungsbereich. Der Verantwortungsbereich der Pflegenden liegt in der Durchführung des ärztlich angeordneten und delegierten Verbandwechsels.

—————————— In der Praxis ——————————

Dem Arzt obliegen **Überwachungspflichten** (= Aufsicht, Kontrolle), d.h. er muss sich regelmäßig vom Wundheilungsverlauf überzeugen, spätestens immer dann, wenn die Pflegefachperson ihn auffordert, die Wunde zu beurteilen.

Die **Gesamtverantwortung** für die Wundbehandlung bleibt beim Arzt. Zahlreiche Gerichtsentscheidungen lassen die Aussage zu, dass der Arzt immer für die angeordnete Maßnahme und letztlich auch für die Durchführung verantwortlich, zumindest aber mitverantwortlich, bleibt.

**Tab. 8.1** Verantwortlichkeiten und Haftungsgrundsätze bei der Delegation des Verbandswechsels.

| Arzt | Stationäre oder ambulante Pflegeeinrichtung → verantwortliche Pflegefachperson *(PDL)* | Pflegefachperson |
|---|---|---|
| • **Anordnungsverantwortung** → haftet für die korrekte und vollständige Anordnung<br>• **Auswahl- und Anleitungsverantwortung des nichtärztlichen Personals im Krankenhaus**→ Haftung für die Auswahl und Anleitung<br>• **Kontrollverantwortung** der durchgeführten Maßnahmen und Wirksamkeit, ggf. auch Kontrolle des nicht-ärztlichen Personals → Haftung<br>Es gibt grundsätzlich keinen „arztfreien Raum"! | Ärztliche Anordnungen werden an ein Pflegeunternehmen - i. d. R. in der Patientendokumentation – delegiert, sog. *mittelbare Dokumentation.* Die PDL delegiert – durch die Auswahl der Pflegefachpersonen, Stellenbeschreibungen usw. – die Maßnahmen an die pflegerischen Mitarbeiter<br>↓<br>• **Anordnungsverantwortung** → haftet für die korrekte Auswahl der Pflegefachpersonen und die Übermittlung der Anordnung<br>• **Organisationsverantwortung** → haftet für die Überprüfung der Fähigkeiten der Pflegefachpersonen und die Schulung/Anleitung der Maßnahme<br>• **Kontrollverantwortung** der korrekten Durchführung der Maßnahmen durch die Pflegefachpersonen → Haftung | • **Übernahmeverantwortung** → haftet für die Übernahme einer Maßnahme. **Übernahmeverschulden,** wenn sie eine Maßnahme übernimmt, die sie nicht übernehmen darf<br>• **Durchführungsverantwortung** → Haftung für Fehler bei der Durchführung der Maßnahme |

- Die **Durchführungsverantwortung der Pflegenden** ergibt sich aus ihren eigenen berufsrechtlichen Grundlagen. In § 5 des Pflegeberufegesetzes 2020 Abs. 3 soll die Ausbildung dazu befähigen […], 2. ärztlich verordnete Maßnahmen eigenständig durchzuführen, insbesondere Maßnahmen der medizinischen Diagnostik, Therapie und Rehabilitation. Die Erlaubnis zur Führung der Berufsbezeichnung

– die *formale Qualifikation* – reicht aber nicht aus, um chronische Wunden versorgen zu können. Pflegefachpersonen müssen vielmehr auch über die sog. *materiellen Qualifikationen* verfügen, d. h. die Maßnahme auch tatsächlich beherrschen und über aktuelles Wissen verfügen.

Darüber hinaus verpflichtet das **Sozialrecht** alle Leistungserbringer, die Leistungen dem aktuellen wissenschaftlichen Stand entsprechend und in der fachlich gebotenen Qualität zu erbringen (SGB V § 135a). Das gilt für Krankenhäuser, niedergelassene Ärzte und ambulante Pflegedienste, die nach dem SBG V Behandlungspflege übernehmen. Ambulante Pflegedienste müssen zudem den Nachweis von Fortbildungen erbringen (SGB V § 132a).

Das **Gesetz zur strukturellen Weiterentwicklung der Pflegeversicherung** *(Pflege-Weiterentwicklungsgesetz, PflWG)* von 2008 hat die Expertenstandards auf eine gesetzliche Grundlage gestellt. Versorgungsverträge dürfen nur noch mit Einrichtungen geschlossen werden, die sich verpflichten, die Expertenstandards anzuwenden (§ 72 Abs. 4). Sie sind für alle Einrichtungen unmittelbar verbindlich. Für die Behandlung von chronischen Wunden gibt es den *Expertenstand Pflege von Menschen mit chronischen Wunden*, 1. Aktualisierung 2015. Alle Einrichtungen im Gesundheitswesen müssen in einer Verfahrensanweisung darlegen, wie sie den Expertenstandard konkret umsetzen.

**Arbeitsrechtlich** sind Pflegende in allen Einrichtungen des Gesundheitswesens ihrem Dienstvorgesetzten, in der Regel der Pflegedienstleitung, weisungsgebunden. Dieses Weisungsrecht kann z. b. über Dienstanweisungen, Stellenbeschreibungen (Festlegen von Tätigkeiten für Pflegende unterschiedlicher Qualifikation) oder Pflegestandards wahrgenommen werden.

Bei der Weisungsgebundenheit gegenüber dem Arzt gibt es einen Unterschied zwischen dem Krankenhaus und den arztfernen Bereichen der stationären und ambulanten Pflege (▶ Tab. 8.1):

- Der Patient begibt sich zur medizinischen Behandlung ins **Krankenhaus.** Das ist Aufgabe des Arztes. Somit ist dieser weisungsbefugt gegenüber den Pflegenden, wenn es um medizinische Diagnostik und Therapie geht.
- In der **ambulanten und stationären Altenpflege** schließt der Patient einen Vertrag mit dem ambulanten Pflegedienst oder der Pflegeeinrichtung. Als eigenständige Dienstleister sind diese nach § 11 SGB XI verpflichtet, entsprechend dem allgemein anerkannten Stand pflegerischer Kenntnisse zu pflegen.

  Der Arzt wird bei medizinischen Problemen hinzugezogen, für deren Diagnostik und Therapie er die Verantwortung trägt. Er ist den Pflegenden nicht weisungsgebunden, diese benötigen jedoch für die Durchführung der Behandlungspflege seine Anordnung bzw. Delegation.

**8**

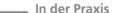

—————————— **In der Praxis** ——————————

Der Arzt muss sowohl die Wundversorgung als auch die Verbandmittel anordnen, braucht aber zur Durchführung die Pflegefachpersonen, weil er in der Regel die Verbandswechsel nicht selbst leisten
kann. Diese dürfen nur auf Anordnung des Arztes tätig werden, sind
ihm aber nicht arbeitsrechtlich weisungsunterstellt.

Diese Situation wird in der täglichen Praxis dann problematisch,
wenn der Arzt Wundbehandlungsmethoden anordnet, die fachlich
fraglich oder sogar falsch und gefährlich sind. Die Pflegefachperson
muss dann entscheiden, den Verbandswechsel nach Anordnung
durchzuführen oder eine fachliche Auseinandersetzung mit dem Arzt
in Kauf zu nehmen (Pflegerische Sorgfaltspflichten, siehe unten).

## 8.2 Sorgfaltspflichten

Stellt ein Patient zivilrechtliche Forderungen, weil er glaubt, dass er durch
die Wundbehandlung einen Schaden erlitten hat, dann wird das Gericht
prüfen, ob gegen erforderliche **Sorgfaltspflichten** verstoßen wurde und
wer dafür verantwortlich ist.

### Pflegerische Sorgfaltspflichten
Jede Pflegefachperson muss ihre Sorgfaltspflichten kennen und sich täg-
lich daraufhin überprüfen:
- Die Pflegende hat die **formale Qualifikation einer Pflegefachperson.**
  Der Verbandswechsel bei einer (chronischen) Wunde gehört nicht in
  den Kompetenzbereich eines Pflegehelfers.
- Sie hat aktuelles Wissen über die moderne Wundbehandlung und
  praktische Fertigkeiten für den Verbandswechsel, die sog. **materielle
  Qualifikation.**
- Sie schätzt ihre Fähigkeiten bzgl. der übertragenen Aufgabe
  realistisch ein und lehnt die Durchführung bei einer Überforderung
  ab, sog. **Übernahmeverantwortung.**
- Sie führt einen Verbandswechsel nach dem aktuellen medizinisch-
  pflegerischen Stand und unter sterilen Bedingungen durch, sog.
  **Durchführungsverantwortung.**
- Sie kennt ihre **Remonstrationspflicht** *(Pflicht zur Weigerung)*, wenn
  sie überzeugt ist, dass die Maßnahme eindeutig fehlerhaft oder
  gefährlich ist.

**8**

### ACHTUNG
**Remonstration**: Recht und Pflicht (!), eine vorliegende bzw. sich ab-
zeichnende gefahrengeneigte Maßnahme schriftlich und damit
nachweislich anzuzeigen:

- Sie muss rechtzeitig, d. h. ohne schuldhaftes Verzögern, unverzüglich erfolgen.
- Sie muss an den Arzt und/oder die nachgeordnete Pflegefachperson, Pflegedienstleitung erfolgen.
- Sie ist keine Arbeitsverweigerung, sondern zeigt Bedenken auf, die den Patienten gefährden könnten.

Bei **Versäumnis einer Remonstration**: Übernahmeverschulden und Durchführungsverantwortung, denn eine Nicht-Äußerung der Bedenken kommt einer Zustimmung einer ungeeigneten oder gefährlichen Maßnahmen gleich.

- Sie dokumentiert die durchgeführte Maßnahme, aber auch eine Remonstration oder andere Besonderheiten, sog. **Dokumentationspflicht.**
- Sie fordert bei ausbleibender Wundheilung oder Wundverschlechterung eine Kontrolle durch den anordnenden Arzt ein und überlegt gemeinsam mit ihm, wie die Behandlung zu verbessern ist.
- Beharrt der Arzt auf einer fehlerhaften Anordnung, klärt sie den Patienten bzw. dessen Angehörige über die Gefährdung auf. Sie informiert in einem solchen Fall ggf. auch den Dienstvorgesetzten des Arztes (im Krankenhaus) oder die Krankenkasse (in der ambulanten oder stationären Altenpflege).

Nachfolgend einige typische Situationen aus der täglichen Praxis und ihre rechtliche Einschätzung:

### Arbeit mit unsterilen Materialien

Die sterile Wundversorgung (Non-Touch-Technik) ist ein allgemein anerkannter Standard. Ein Verbandswechsel mit unsterilen Handschuhen und Tupfern aus dem 100er-Pack stellt somit eine Sorgfaltspflichtverletzung dar, auch wenn der Hausarzt keine sterilen Materialien verschreibt. Die Pflegeeinrichtung muss die Übernahme des Verbandswechsels ablehnen oder sich selbst um die sterilen Materialien kümmern.

### Einsatz von Pflegehilfskräften

Die Durchführung eines Verbandswechsels bei einer chronischen Wunde ist kein Ausbildungsinhalt in der Pflegehilfeausbildung. Pflegehelfer besitzen besitzt hierfür somit nicht die formale Qualifikation. Delegiert die Pflegedienstleitung den Verbandswechsel auf Pflegehelfer oder toleriert sie dieses Vorgehen, dann macht sie sich einem Organisationsverschulden schuldig. Eine Ausnahme ist, wenn die Pflegehelfer durch entsprechende Fortbildungen, Anleitungen und Überprüfungen das notwendige Wissen und Können erworben haben und als verantwortungsbewusst gelten. Dieser Kenntniserwerb muss nachgewiesen werden.

Von Pflegehelfern und Auszubildenden in der Pflege wird erwartet, dass sie fehlende Fähigkeiten einschätzen können und dann die Aufgabe ablehnen. Aber auch eine Pflegefachperson, die fachliche Unsicherheiten hat, ist angehalten, im Zweifel eine kompetente Fachperson dazu zu holen, die ihr die Tätigkeit zeigt. Das ist in der ambulanten Pflege oft schwierig, deshalb ist es die **Anordnungs- und Organisationsverantwortung der Leitung,** bei der Verteilung der Patienten darauf zu achten, wer für welche Aufgaben delegiert wird.

## Fehlerhafte Anordnungen

In der Praxis stellt sich die Frage, wann eine Anordnung „fehlerhaft" ist – und ob die Pflegefachperson dies erkennen muss. Sie muss es, wenn es sich um „Methoden" wie Eisen und Föhnen, Honig, Haushaltszucker oder Olivenölläppchen handelt – also um Mittel, die keine therapeutische Zulassung haben und auch nicht den hygienischen Anforderungen an ein Wundbehandlungsmittel entsprechen (▶ 4.9.1). Im Haftungsfall ist es hier so gut wie sicher, dass der Durchführer zu Schadenersatz (mit-)herangezogen wird.

Schwieriger ist der Fall bei Mitteln wie Wasserstoffperoxid, Zinkpaste, diversen Farbstoffen oder Povidon-Iod, die nicht grundsätzlich schaden oder fehlerhaft sind, aber durch wesentlich bessere Wundtherapeutika abgelöst wurden. Diese Mittel sind obsolet, d.h. veraltet und überholt. Konsensusempfehlungen, Standards und Leitlinien von Expertengremien und aktuelle Fachliteratur helfen bei der Bewertung von Maßnahmen und Mittel. Sie haben als Empfehlungen aber keinen rechtlich bindenden Charakter. Auch medizinische Leitlinien für die Behandlung bestimmter Wunden besitzen nur einen empfehlenden Charakter. Deshalb kann oder muss sich der Arzt nicht an diese Empfehlungen halten (▶ 4.9.2, ▶ 4.9.3).

## ACHTUNG

Bei der Arbeitsteilung im Gesundheitswesen gilt der **Vertrauensgrundsatz:** „Der Angewiesene darf grundsätzlich darauf vertrauen, dass die Anweisung sach- und fachgerecht ist. Er darf allerdings nicht blind darauf vertrauen. Sollten Anhaltspunkte auftreten, die erkennen lassen, dass die Anweisung falsch ist, darf der Angewiesene sie nicht befolgen." Das bedeutet, dass sich eine Pflegefachperson grundsätzlich auf die Richtigkeit einer ärztlichen Anordnung verlassen darf, bis für sie das Gegenteil ersichtlich ist.

Bei den obsoleten Wundbehandlungsmitteln ergibt sich die Fehlerhaftigkeit erst, wenn ein Schaden entstanden ist – und dies kann meistens nicht im Voraus eingeschätzt werden. Für die Pflegefachperson bedeutet das, sie muss den Verbandswechsel unter Wundbeurteilung nach Arztanordnung sorgfältig durchführen. Heilt die Wunde nicht oder verschlechtert sie sich gar, dann kann dies auf die Fehlerhaftigkeit einer Anordnung hinweisen. Die Pflegefachperson muss dann den Arzt bitten, den Heilungserfolg persönlich zu kontrollieren. Gemeinsam mit ihm kann sie dann überlegen, wie die Wundbehandlung optimiert werden kann.

Beharrt der Arzt darauf, dass der Verbandswechsel weiterhin so durchgeführt wird, gehört es zu den vertraglichen Nebenpflichten, den Patienten oder seine Angehörigen über die Gefährdung aufzuklären, denn ein medizinischer Laie kann in der Regel nicht die Gefährlichkeit einer Maßnahme erkennen. Der Patient muss dann entscheiden, wie der Verbandswechsel weiter durchgeführt werden soll.

Solche Situationen wird es nicht geben, wenn in einer Einrichtung ein partnerschaftliches Miteinander gepflegt wird, in das sich jede Berufsgruppe mit ihrem Wissen einbringen kann. Viele Ärzte sind sogar froh, wenn ihnen ein Wundexperte bei der Behandlung chronischer Wunden zur Verfügung steht.

## 8.3 Rechtliche Grundlagen – Hygiene

Das **Gesetz zur Verhütung und Bekämpfung von Infektionskrankheiten beim Menschen (Infektionsschutzgesetz, IfSG)** hat den Zweck, übertragbaren Krankheiten beim Menschen vorbeugen, Infektionen zu erkennen und deren Weiterverbreitung vorzubeugen (§ 1). In § 4 wird dem Robert Koch-Institut u. a. die Aufgabe zugewiesen, Richtlinien, Empfehlungen, Merkblätter und Informationen zu erstellen, die die Vorbeugung, Erkennung und Verhinderung der Weiterverbreitung übertragbarer Krankheiten gewährleisten sollen. Die Einrichtungen im Gesundheitswesen wiederum sind verpflichtet, in geeigneten Hygieneplänen und Verfahrensanweisungen Maßnahmen zur Infektionsprävention festzulegen (§ 36).

### Richtlinien

Wichtige **Richtlinien** bzw. Inhalte von der Kommission für Krankenhaushygiene und Infektionsprävention am RKI mit einem Bezug zur Wundbehandlung sind:

- Händehygiene, Stand 2016
- Prävention postoperativer Infektionen im Wundgebiet, Stand 2018
- Infektionsprävention in Heimen, Stand 2005
- Empfehlungen zur Prävention und Kontrolle von MRSA in medizinischen und pflegerischen Einrichtungen, Stand 2014
- Aufbereitung von Medizinprodukten, Stand 2016.

Die Aussagen in den Empfehlungen werden in Kategorien eingeteilt:

- **Kategorie I** (IA und IB) sind *nachdrückliche Empfehlungen,* die durch gut konzipierte Studien oder Reviews belegt sind.
- **Kategorie II** sind *eingeschränkte Empfehlungen,* die sich durch hinweisende Untersuchungen oder plausible und nachvollziehbare theoretische Ableitungen ergeben.
- **Kategorie III** sind *keine Empfehlungen,* die sich durch widersprüchliche Hinweise oder ungeklärte Fragen ergeben.
- **Kategorien IV** sind *rechtliche Vorgaben.* [33]

8

### Technische Regeln für Biologische Arbeitsstoffe *(TRBA 250)*

In der **TRBA 250** ist der Umgang und Kontakt mit biologischen Arbeitsstoffen geregelt. Die Regeln werden vom Ausschuss für Biologische Arbeitsstoffe *(ABAS)* erlassen und angepasst.

Hier werden u. a. die baulichen, technischen, materiellen und personellen Anforderungen und Schutzmaßnahmen beim Umgang mit biologischen Arbeitsstoffen konkret beschrieben. Bei der Behandlung von Wunden sind Pflegende der Gefahr einer Kontamination mit Körperflüssigkeiten ausgesetzt. Nach einer Gefährdungsbeurteilung muss der Arbeitgeber entsprechende Schutzausrüstung zur Verfügung stellen, die bei den verschiedenen Wunden durchaus unterschiedlich ausfallen kann (z. B. primär verschlossene Operationswunde im Vergleich mit einer großen, stark sezernierenden chronischen Wunde, die mit resistenten Keimen besiedelt ist).

LESE- UND SURFTIPP

- Robert Koch-Institut (RKI). www.rki.de
- Prävention von nosokomialen Infektionen und Krankenhaushygiene im Infektionsschutzgesetz (IfSG). www.rki.de/DE/Content/Infekt/Krankenhaushygiene/Praevention_nosokomial/Noso_infekt_01.pdf;jsessionid=B65EAF6F3318062763BC1B3EC28EC168.1_cid390?__blob=publicationFile
- Kommission für Krankenhaushygiene und Infektionsprävention (KRINKO) am RKI. www.rki.de/DE/Content/Kommissionen/KRINKO/krinko_node.html
- TRBA 250. www.baua.de/de/Themen-von-A-Z/Biologische-Arbeitsstoffe/TRBA/pdf/TRBA-250.pdf

## 8.4 Medizinprodukterecht

**8**

Das **Medizinproduktegesetz (MPG)** und die **Medizinprodukte-Betreiberverordnung (MPBetreibV)** regeln den Verkehr mit Medizinprodukten. Verbandmittel und Wundverbandmittel sind in der Regel Medizinprodukte, außer, wenn sie spezifische Arzneistoffe enthalten, dann fallen sie ggf. unter das Arzneimittelgesetz. Pflegefachpersonen, die Wunden behandeln, sind nach dem MPBetreibV Anwender und müssen bestimmte Vorgaben beachten (§ 4 MPBetreibV – Allgemeine Anforderungen):

- Medizinprodukte dürfen nur ihrer Zweckbestimmung entsprechend angewendet werden. Den Zweck legt der Hersteller fest.
- Sie dürfen nicht angewendet werden, wenn sie Mängel aufweisen, die den Patienten gefährden können. Der Anwender muss sich vor der Verwendung vom ordnungsgemäßen Zustand überzeugen, z. B. äußerliche Unversehrtheit, Verfalldatum nicht abgelaufen, hygienische Unbedenklichkeit.

- Sie dürfen nicht angewendet werden, wenn sie eine Gefährdung für den Patienten darstellen könnten.
- Sie dürfen nur nach Herstellerangaben angewendet werden. Der Anwender muss von der Anwendung die Gebrauchsanweisung lesen, diese muss dem Anwender immer zugänglich sein.
- Sie dürfen nur angewendet werden, wenn der Anwender entsprechendes theoretisches und praktisches Wissen für eine sichere Anwendung hat.

Da die meisten Gefährdungen / Unfälle durch Medizinprodukte (Wundbehandlungsmittel und Utensilien für den Verbandswechsel sind in der Regel Medizinprodukte) aufgrund von Anwenderfehlern entstehen, hat der Gesetzgeber v. a. auch die Anwender in der MPBetreibV stark in die Verpflichtung genommen. Jede Pflegefachperson muss vor der Wundbehandlung sorgfältig prüfen, ob sie den korrekten Umgang mit den speziellen Wundbehandlungsmitteln kennt. Ggf. muss sie die Übernahme ablehnen (Sorgfaltspflichten) oder sich um ein entsprechendes Wissen kümmern.

LESE- UND SURFTIPP

- Medizinproduktegesetz. www.gesetze-im-internet.de/mpg/
- Medizinprodukte-Betreiberverordnung. www.gesetze-im-internet. de/mpbetreibv/

8

# 9 Fort- und Weiterbildungen zum pflegerischen Fachexperten für Wunden

Die Behandlung von Wunden, v. a. von chronischen Wunden, erfordert spezifisches Wissen – Wissen, das in der dreijährigen Ausbildung zur Pflegefachmann/Pflegefachfrau (ehemals: Gesundheits- und Krankenpfleger/in, Altenpfleger/in, Gesundheits- und Kinderkrankenpfleger/in) nicht ausreichend erworben werden kann. Der Expertenstandard *Pflege von Menschen mit chronischen Wunden* empfiehlt deshalb, dass in jeder Einrichtung des Gesundheitswesens ein **pflegerischer Fachexperte** zur Verfügung stehen sollte, der auf Wundversorgung spezialisiert ist. Dieser kann sowohl Mitarbeiter der Einrichtung sein, als auch von extern hinzugezogen werden. [6]

„Der pflegerische Fachexperte pflegt, berät, begutachtet, unterrichtet, kooperiert und koordiniert mit dem Ziel, die Pflege von Menschen mit chronischen Wunden zu optimieren. Er hat sich im Rahmen von Fort- und Weiterbildung für diese Aufgabe qualifiziert." [6]

Er hat u. a. folgende Kompetenzen:

- Er kennt die Ursachen von chronischen Wunden und die pflegerischen Möglichkeiten der Prävention, Behandlung und Rezidivprophylaxe.
- Er hat besondere Kenntnisse, Fähigkeiten und Fertigkeiten bei der Anwendung von Therapiemaßnahmen wie Kompressionstherapie, Schmerzbehandlung oder Auswahl von druckreduzierenden Hilfsmitteln und Verbandmittel.
- Er hat besondere Fähigkeiten, den Wundzustand zu beurteilen und nachvollziehbar zu dokumentieren.
- Er erkennt pflegebezogene Problematiken des Betroffenen, kann sein Erleben bzgl. der Wunde verstehen und in den Pflegeprozess integrieren.
- Er kann mit den an der Wundbehandlung beteiligten Berufsgruppen wertschätzend kooperieren und kommunizieren. [32]

Die Experten des Expertenstandards empfehlen keine konkrete Weiterbildung. Nachfolgend werden einige Fort- und Weiterbildungsmöglichkeiten dargestellt.

## 9.1 Initiative Chronische Wunden *(ICW)* e. V.

Die **ICW e. V.** wurde 1995 mit dem Ziel gegründet, das Wissen rund um die chronischen Wunden zu erweitern und die Versorgung von Patienten mit chronischen Wunden zu verbessern. Sie bildet den Wundexperten® ICW, den Pflegetherapeut Wunden® ICW, den Ärztlichen Wundexperten ICW und den Fachtherapeut Wunden® ICW aus.

Die Qualifizierungen und Rezertifizierungen werden von verschiedenen zertifizierten Anbietern durchgeführt und durch ein Curriculum *(Lehrplan)* geregelt.

## Basisqualifizierung Wundexperte® ICW

Die **Basisqualifizierung** ist folgendermaßen gestaltet:

- 56 Std. (à 45 Min.) Theorie
- 16 Std. (à 60 Min.) Hospitation an einem Praxisort, der sich auf Wundversorgung spezialisiert hat
- Erstellen einer Hausarbeit (Fallbeschreibung) im Rahmen der Hospitation
- Schriftliche Prüfung.

Die Teilnehmer erhalten ein Zertifikat und dürfen die Bezeichnung „Wundexperten® ICW" führen. Das Zertifikat ist fünf Jahre gültig. Danach muss eine Rezertifizierung erfolgen. Dafür müssen die Wundexperten pro Jahr 8 Fortbildungspunkte nachweisen, die in einer oder mehreren Fortbildungen erworben werden können.

## Aufbauseminar Fachtherapeut Wunde® ICW

Die Zielgruppe dieses Aufbauseminars sind Teilnehmer der Basisqualifizierung.

Das **Aufbauseminar** ist folgendermaßen gestaltet:

- Mind. 120 Std. (à 45 Min.) Theorie
- 40 Std. Hospitation (à 60 Min.) zzgl. Leistungsnachweis
- Erstellen einer Fallbeschreibung, die innerhalb des Kolloquiums anhand einer Präsentation vorgestellt wird
- Schriftliche Prüfung von 120 Min.

Die Teilnehmer erhalten ein Zertifikat und dürfen die Bezeichnung „Fachtherapeut Wunden® ICW " führen. Das Zertifikat ist 5 Jahre gültig. Danach muss eine Rezertifizierung erfolgen. Dafür müssen die Wundexperten pro Jahr 8 Fortbildungspunkte nachweisen, die in einer oder mehreren Fortbildungen erworben werden können.

## Aufbauseminar Pflegetherapeut Wunde® ICW

Die Zielgruppe dieses Aufbauseminars sind Teilnehmer mit dem Zertifikat Fachtherapeut Wunde® ICW.

Das **Aufbauseminar** ist so strukturiert:

- 56 Std. (à 45 Min.) Theorie + 35 Std. selbstgesteuertes Lernen
- 24 Std. (à 60 Min.) Begleitung eines Patienten = 6 Visiten von 4 Std.
- Schriftliche Prüfung von 120 Min.
- Kolloquium mit der Darstellung von Fallberichten

Die Teilnehmer erhalten ein Zertifikat und dürfen die Bezeichnung „Pflegetherapeut Wunde® ICW" führen. Das Zertifikat ist 5 Jahre gültig, danach muss eine Rezertifizierung erfolgen.

L E S E - U N D   S U R F T I P P
Initiative Chronische Wunden. www.icwunden.de
Weiterbildungen. www.icwunden.de/wundseminare.html
Rezertifizierung.
www.icwunden.de/wundseminare/rezertifizierung.html

## 9.2 Deutsche Gesellschaft für Wundheilung und Wundbehandlung *(DGfW)* e.V.

Die **Deutsche Gesellschaft für Wundheilung und Wundbehandlung (DGfW) e.V.** wurde 1994 als interdisziplinäre wissenschaftliche Fachgesellschaft gegründet. Ziel der Gründer war es, den Wissenstransfer zwischen Forschung und Praxis zur verbesserten Behandlung akuter und chronischer Wunden zu unterstützen.

Die **DGfW-Akademie** bietet Fortbildungen in Form von Seminaren, Kursen oder Workshops an.

### Wundassistent – WAcert® DGfW

Die Qualifizierung zum **Wundassistent – WAcert® DGfW** ist nach DIN EN 17024 akkreditiert und europaweit anerkannt.

Die zu vermittelnden Inhalte sind in einem Curriculum festgelegt. Die Qualifizierung dauert 84 Std. Die Teilnehmer erhalten ein Zertifikat und dürfen die Bezeichnung „Wundassistent – WAcert® DGfW (Gesundheits- und Krankenpflege)" führen.

### Wundtherapeut – WTcert® DGfW

Die Qualifizierung zum **Wundtherapeuten – WTcert® DGfW** ist ebenfalls nach DIN EN 17024 akkreditiert. Das Curriculum umfasst 236 Std. Zugangsvoraussetzung ist der erfolgreiche Abschluss des Basiskurses Wundassistent – WAcert® DGfW.

### Rezertifizierung

Die Gültigkeitsdauer des Zertifikats beträgt drei Jahre und kann dann um weitere drei Jahre verlängert werden. Dafür müssen Fortbildungen nachgewiesen werden. Die jährliche Mindestfortbildungspunktzahl zur Aufrechterhaltung des Zertifikates beträgt:

- WAcert® 12 Punkte
- WTcert® 24 Punkte.

Nach Ablauf der zweiten Gültigkeitsdauer (alle 6 Jahre) kann die Zertifizierung für eine neue Gültigkeitsdauer von wiederum 3 Jahren nur nach einer entsprechenden Prüfung erteilt werden.

**9**

L E S E - U N D   S U R F T I P P
Deutsche Gesellschaft für Wundheilung und Wundbehandlung.
www.dgfw.de
DGfW-Akademie. www.dgfw-akademie.de

## 9.3 Weitere Anbieter von Qualifizierungen

Bei der **Schweizer Gesellschaft für Wundbehandlung (SGfW)** kann man sich in 176 Std. Theorie und Praxis zum „Diplomierten Wundexperten SWfA" qualifizieren lassen.

Die **Österreichische Gesellschaft für Wundbehandlung AWA (Austrian Wound Association)** bietet in 320 Std. die Weiterbildung Wundmanagement an. An der Paracelsus Medizinische Privatuniversität in Salzburg wird der Universitätslehrgang Wound Care Management angeboten. In drei Studienstufen bzw. sechs Semestern kann ein Master of Science erworben werden.

Die **Akademie-ZWM® AG** *(Akademie für Zertifiziertes WundManagement – KAMMERLANDER-WFI)* bietet verschiedene Qualifizierungen im Bereich Wundmanagement im deutschsprachigen Raum an.

LESE- UND SURFTIPP

- Wund D-A-C-H. Dachorganisation aller deutschsprachigen Vereine und Gruppen welche im Bereich „Management von akuten und chronischen Wunden" strategisch und operativ tätig sind. www.wunddach.at
- Schweizer Gesellschaft für Wundheilung und Wundbehandlung *(SGfW)*. www.safw.ch
- Informationen zur Qualifizierung der SGfW. www.safw.ch/index. php/ausbildung/ausbildung-zum-wundexperten
- Österreichische Gesellschaft für Wundbehandlung. www.a-w-a.at
- Akademie-ZWM® AG. www.wfi.ch/home

9

# Literaturverzeichnis

1. Panfil E-M, Schröder G (Hrsg.). Pflege von Menschen mit chronischen Wunden. 3. A. Bern: Huber, 2015. S. 159.
2. Von zur Mühlen M, Keller C. Pflege konkret. Chirurgie Urologie Orthopädie. 5. A. München: Elsevier Urban & Fischer, 2018. S. 34.
3. Dt. Gesellschaft für Verbrennungsmedizin (DGV) e.V. Leitlinie Behandlung thermischer Verletzungen des Erwachsenen. Stand 08/2018. www.awmf.org/uploads/tx_szleitlinien/044-001l_S2k_Thermische__Verletzungen_Erwachsene_2018-12.pdf (letzter Zugriff: 12.12.2019).
4. Dt. Gesellschaft für Arbeitsmedizin und Umweltmedizin (DGAUM) e.V. Leitlinie Arbeit unter klimatischer Belastung: Kälte. Stand 07/2012. www.awmf.org/uploads/tx_szleitlinien/002-041l_S1_Arbeit_unter_klimatischer_Belastung_Kaelte_2012-07-abgelaufen.pdf (letzter Zugriff: 12.12.2019).
5. DNQP (Hrsg.). Expertenstandard Dekubitusprophylaxe in der Pflege. 2. A. 2017. S. 16, S. 43–45, S. 52–54.
6. DNQP (Hrsg.). Expertenstandard Pflege von Menschen mit chronischen Wunden. 1.A. 2015. S. 29, S. 19, S. 21.
7. Dt. Gesellschaft für Angiologie – Gesellschaft für Gefäßmedizin (Hrsg.). Diagnostik, Therapie und Nachsorge der peripheren arteriellen Verschlusskrankheit. Stand 11/2015. www.awmf.org/uploads/tx_szleitlinien/065-003l_S3_PAVK_periphere_arterielle_Verschlusskrankheit-final-2019-08.pdf (letzter Zugriff: 12.12.2019).
8. Deutsche Diabetes Gesellschaft. Diagnostik, Therapie, Verlaufskontrolle und Prävention des diabetischen Fußsyndroms. Stand 2008. Aus: www.deutsche-diabetes-gesellschaft.de/fileadmin/Redakteur/Leitlinien/Evidenzbasierte_Leitlinien/EBL_Fusssyndrom_Update_2008.pdf
9. Deutsche Gesellschaft für Palliativmedizin. Pflegeleitlinie Exulzerierende Wunden. Stand 6/2014 www.dgpalliativmedizin.de/images/stories/pdf/Leitlinie_exulzerierende_Wunden_end.pdf (letzter Zugriff: 12.12.2019).
10. Protz K. Moderne Wundversorgung. 9. A. München: Elsevier Urban & Fischer, 2019. S. 30 ff., S. 228 ff., S. 24–30.
11. Schwarzkopf A. et al. Hygienefachliche und -rechtliche Bewertung der Anwendung von Leitungswasser als Wundspüllösung. In: WUNDManagement 5/2012. S. 195–197.
12. Kramer A et al. Consensus on Wound Antisepsis: Update 2018. In: Skin Pharmacol Physiol. 2018; 31(1). S. 28–58.
13. Kramer A. Wundantiseptik – Evidenz, Indikationen, Wirkstoffauswahl und Perspektiven. In: Ars Medici 2016(9). S. 419–426.
14. Dissemond J et al. Praxisorientierte Expertenempfehlung zur Behandlung kritisch kolonisierter und lokal infizierter Wunden mit Polihexanid. In: WundManagement 2009. Sonderdruck Mär?. S. 62–68.
15. Pflege Heute. 7. A. München: Elsevier Verlag Urban & Fischer, 2019. S. 94–95.
16. Panfil E-M, Schröder G (Hrsg.). Pflege von Menschen mit chronischen Wunden. 3. A. Bern: Huber, 2015. S. 455–462.

17. Kommission für Krankenhaushygiene und Infektionsprävention. Empfehlung Prävention postoperativer Infektionen im Operationsgebiet. Stand 2018. Aus: www.rki.de/DE/Content/Infekt/Krankenhaushygiene/Kommission/Downloads/Empfehlung_Wundinfektionen_2018-04.pdf?__blob= publicationFile (letzter Zugriff: 12.12.2019).
18. Von zur Mühlen M, Keller C. Pflege konkret. Chirurgie Urologie Orthopädie. 5. A. München: Elsevier Urban & Fischer, 2018. S. 35–39, S. 59, S. 122–125, S. 127–128, S. 145–146, S. 383–384.
19. Deutsche Gesellschaft für Palliativmedizin e. V. (DGP), Sektion Pflege. Leitlinie Exulzerierende Wunden. Stand 2012. www.dgpalliativmedizin. de/images/stories/pdf/Leitlinie_exulzerierende_Wunden_end.pdf (letzter Zugriff: 12.12.2019).
20. Pflege Heute. 7. A. München: Elsevier Verlag Urban & Fischer, 2019. S. 126–128, S. 227–232.
21. Dt. Gesellschaft für Phlebologie e. V. (DGP). Medizinische Kompressionstherapie der Extremitäten mit Medizinischem Kompressionsstrumpf (MKS), Phlebologischem Kompressionsverband (PKV) und Medizinischen adaptiven Kompressionssystemen (MAK). Stand 12 / 2018. www.awmf. org/uploads/tx_szleitlinien/037-005l_S3k_Medizinische-Kompressionstherapie-MKS-PKV_2019-05.pdf (letzter Zugriff: 12.12.2019).
22. Dt. Gesellschaft für Angiologie – Gesellschaft für Gefäßmedizin e. V. (DGA). S3-Leitlinie zur Diagnostik, Therapie und Nachsorge der pAVK. Stand 11 / 2015. www.awmf.org/uploads/tx_szleitlinien/065-003l_S3_PAVK_periphere_arterielle_Verschlusskrankheitfinal-2019-08.pdf (letzter Zugriff: 12.12.2019).
23. Dt. Gesellschaft für Angiologie – Gesellschaft für Gefäßmedizin e. V. (DGA). www.dga-gefaessmedizin.de/fileadmin/content/PDFs/Ratgeber.arterien. download.pdf (letzter Zugriff: 12.12.2019).
24. Dt. Diabetes Gesellschaft: Leitlinie Diabetisches Fußsyndrom. Stand 2012. Aus: www.deutsche-diabetes-gesellschaft.de/fileadmin/Redakteur/Leitlinien/ Praxisempfehlungen/2019/19_Diabetisches-Fusssyndom_Lobmann_DDG. pdf (letzter Zugriff: 12.12.2019).
25. Initiative Chronische Wunden e. V. Stellungnahme Vorfußentlastungsschuh bei Diabetischem Fußsyndrom. In: Wundmanagement 2015(2): 60–62.
26. World Union of Wound Healing Societies. Reduzierung von Schmerzen bei der Wundversorgung – Ein Konsensusdokument. Stand 2004. www. akademie-zwm.ch/uploads/media/konsensusdokumente/Reduzierung_ von_Schmerzen_WUWHS.pdf (letzter Zugriff: 12.12.2019).
27. DNQP (Hrsg.). Expertenstandard Schmerzmanagement in der Pflege bei chronischen Schmerzen. Stand 4 / 2015. S. 27, S. 150–152.

# Register

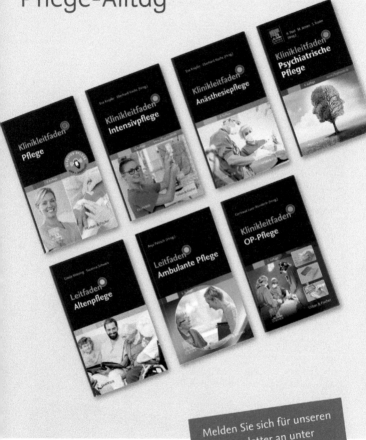

# Anatomie lernen mit Spaß

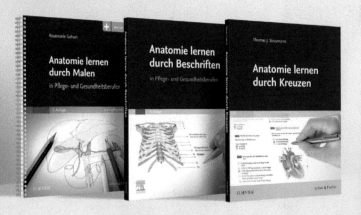

20200507b5 Irrtümer vorbehalten. Stand 05/2020

ELSEVIER

# Die PflegeHeute-Familie

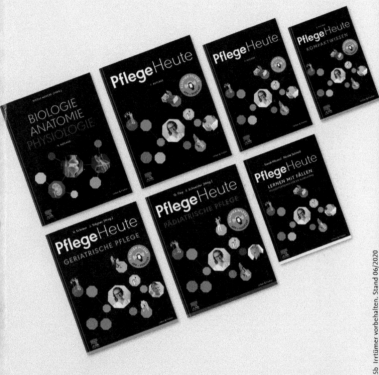

# Taschenwissen für die Pflege:
## schnell – sicher – praxisnah

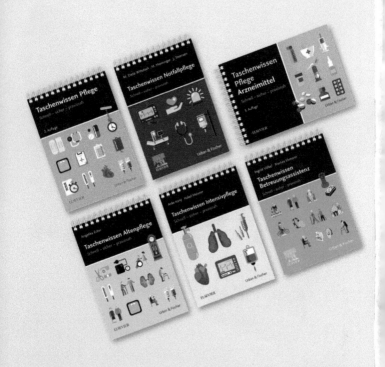